痛风的达标治疗与管理

主编　黄清春　李燕林

U0273640

全国百佳图书出版单位
中国中医药出版社
·北 京·

图书在版编目（CIP）数据

痛风的达标治疗与管理 / 黄清春，李燕林主编 .—北京：中国中医药出版社，2020.12
ISBN 978 – 7 – 5132 – 6471 – 6

Ⅰ . ①痛… Ⅱ . ①黄…②李… Ⅲ . ①痛风—中西医结合疗法
Ⅳ . ① R589.705

中国版本图书馆 CIP 数据核字（2020）第 189518 号

中国中医药出版社出版

北京经济技术开发区科创十三街 31 号院二区 8 号楼
邮政编码　100176
传真　010–64405721
山东百润本色印刷有限公司印刷
各地新华书店经销

开本 880×1230　1/32　印张 6　彩插 0.25　字数 148 千字
2020 年 12 月第 1 版　2020 年 12 月第 1 次印刷
书号　ISBN 978 – 7 – 5132 – 6471 – 6

定价　35.00 元
网址　www.cptcm.com

社 长 热 线　010-64405720
购 书 热 线　010-89535836
维 权 打 假　010-64405753

微信服务号　zgzyycbs
微商城网址　https://kdt.im/LIdUGr
官方微博　http://e.weibo.com/cptcm
天猫旗舰店网址　https://zgzyycbs.tmall.com

如有印装质量问题请与本社出版部联系（010-64405510）
版权专有　侵权必究

改革开放四十年来，中国的经济形势发生了翻天覆地的变化，也给人们的生活方式和饮食结构带来巨变。痛风这种以前的"帝王病""贵族病"也成了现在普通人的常见病、多发病。同时，随着我国医疗体制改革的纵深推进，社区卫生服务中心医疗工作者逐渐成为痛风等常见病、多发病诊治和管理的主力军。

达标治疗即设定某种治疗效果的目标，为达到目标而采用的治疗手段和管理过程。痛风达标治疗分两个阶段：急性期以改善关节疼痛，快速控制炎症为目标；缓解期则是根据个人情况，将普通痛风患者血尿酸控制在360μmol/L以下，而合并肾病、痛风石等因素时，则控制在300μmol/L以下。

国内外学者在痛风诊治方面的研究从未止步。目前一般认为痛风分为四期：无症状高尿酸血症期、痛风急性发作期、慢性痛风、尿酸性肾病期。尽管痛风的发生与遗传背景、基因易感性有关，但不良的生活方式及饮食结构仍是痛风发病的主要因素。然而，在笔者近30年的临床工作当中，相当多的患者朋友并不清楚痛风的危害，只是在痛风急性发作、疼痛难忍时才会到医院就诊治疗，殊不知痛风造成的关节残疾、肾脏损害、心脑血管受累及胰岛功能损伤等才是痛风的危害。这种内脏受累的痛风患者越来越多，并且造成的伤害很多不可逆转。值得一提的是有部分社区卫生服务中心的基层医生在痛风致残预警方面也存在一定的困惑和误区。

笔者通过中西方医学对痛风疾病的历史源流和发病现状进行了综述，进而阐述了痛风的病因、发病机制以及危害，痛风的达标治疗是本书的重点，通过对近年来国内外痛风权威指南和专家共识进行比较分析，强调痛风的治疗绝不仅是抗炎、止痛、消肿而已，控制血尿酸的达标才是关键。只有血尿酸的达标才能促进体内沉积的尿酸盐结晶分解和排泄；只有血尿酸的长期达标治疗才能避免对肾脏、心脑血管及胰岛等器官造成进一步的损害。

中医药历经几千年而愈发显现生机，源于其朴素的整体观念、天人相应、辨证思想理论及显著的临床疗效。急性期以中西医结合为主、内治外治相结合，尽快缓解关节炎症状；慢性期如何发挥中医药的核心作用，维持达标，减少药物不良反应是我们追求的治疗目标。

此外，饮食和生活方式的管理是治疗痛风的关键。科学的饮食、健康的运动、控制体重、良好的心态等健康生活方式包含健康四大基石，即合理膳食、合理运动、戒烟限酒、心理平衡等，依靠患者朋友多掌握相关的科普知识就能实现。科学的管理，积极配合医生治疗，方可达到事半功倍的效果。

最后，希望本书能够为基层医生和痛风患者带来双重获益！

我们的理念是"达标治疗靠医生，日常管理靠自己"！

编　者

2020 年 3 月 28 日

目 录

痛风的历史源流及发病现状

第一节 西方医学对痛风认识的历史源流

痛风是人类已知的最古老的关节疾病之一。痛风最早可追溯到公元前 2640 年，古埃及人对这种疾病就有记载，同时考古学家在距今 4000 多年前菲莱的木乃伊残骸中发现了尿酸沉积在关节中的证据。痛风作为一个古老的疾病折磨了许多人，西方医学家对它展开了长达数千年的研究与抗争。

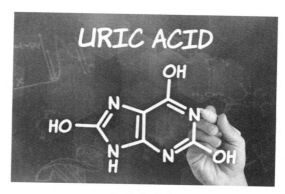

尿酸分子式

一、古希腊时期与拜占庭时期对痛风的认识

大约是公元 400 年前，被誉为"西方医学之父"的希波克拉底被认为是最早记载痛风的医学家，他将痛风与其他风湿疾病区分开来，并赋予这个疾病一个新名字——podagra，来源于 pous（足）与 agara（猎物，形容第一跖趾关节的疼痛肿胀）。受当时正统医学体液学说的影响，希波克拉底认为痛风的成因是身体体液过度积累的结果，可能是黏液受影响导致关节肿胀疼痛。同时，他提出饮食可以有效控制痛风。公元 1 世纪，鲁弗斯第一个认识到痛风的并发症，他提供了一个新概念"内脏痛风"，认为这是体液倒流到肺部、脑部的并发症，会引起肾衰竭，导致死亡。

二、中世纪时期对痛风的认识

中世纪以来，有人开始意识到痛风与无节制的饮酒有巨大关系。有历史记载表明，当时的葡萄酒消费量巨大，许多人罹患痛风，尤其是王公贵族，但受到宗教等影响，当时的医家多认为疾病的产生与宗教、信仰密切相关，对于痛风的认识并无太大的进展。

三、欧洲近代以来对痛风的认识

经历了黑暗的中世纪，文艺复兴之后，欧洲国家人文、科学进入了崭新的发展时期。然而痛风依旧肆虐，影响欧洲大陆。不论是奥匈帝国、英国、法国，豪门贵族大多不可避免地遭受着痛风的折磨。据统计，34 位法国国王就有 20 位忍受病痛之苦。但是，当时社会却以有这种疾病为荣，因为它强调了王公贵族才有"资格"患病。17 世纪末期英国著名医生——托马斯·西德纳姆，被认为是最早准确记录痛风症状的人。当然，他本身

就是一个痛风患者，罹患痛风30余年，才有了如此准确精准的体会："凌晨两点，病人突然被剧痛惊醒，疼痛从脚趾传来……疼痛愈演愈烈，最后病人连衣服的重量都无法承受，更别说去承受一个人走在房间里的震动。"

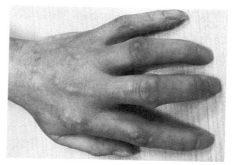

患者的手指关节多处布满痛风石
（彩图见附录）

　　随着经济、科技的发展，痛风的病因和诊断逐步展开。1679年，显微镜发明家列文·虎克在镜下观察到痛风石结晶，他记录到："我以为痛风石里不过是液滴，但是放在镜下，却是透明的小颗粒，两角尖，只有几毫米长。"18世纪初德国瑞典籍化学家卡尔·威尔海姆·舍勒分离出一种有机酸，因其是从尿结石中分离的，故取名为石酸。后法国化学家发现，尿液中同样存在这种有机酸，故更名为尿酸。英国阿弗列德·巴灵·加洛德在化学系担任助理时，对痛风的认识做出了决定性贡献。他发明了世界上第一个临床化学检验，在偏光显微镜下观察到关节滑液中的痛风晶体，并发表文章，文中指出："尿酸盐沉积可能是痛风性炎症的病因，而非后果。"

四、痛风的药物治疗

　　对于痛风的药物研发来说，历经了一个曲折漫长的过程。西方历史中，对于痛风最早的治疗应是《埃伯斯纸莎草书》中记载的檀香疗法。而对于我们今日所熟知的秋水仙碱，早在约公元前500年，人类就意识到它可以作为一种有毒物质。1763年，维也纳医生冯·斯托克将秋水仙提取物用于终止急性痛风的发作。但是，对于秋水仙碱预防急性痛风关节炎发作的认识以及别嘌醇等药物的面世，都离不开一位中国女医学家——郁采蘩教授。她在美国时与哥特门发表对 208 例痛风患者使用秋水仙碱预防急性痛风发作的 5 年疗效观察，证明了秋水仙碱在预防急性痛风发作的重要地位。除此之外，他们认为在秋水仙碱治疗效果不佳时，还可尝试促肾上腺皮质激素注射治疗急性痛风性关节炎。20 世纪 50 年代初，在研究何种药物能增长青霉素血药浓度时，医学家发现了丙磺舒。它对于维持增长青霉素血药浓度无益，却对于促进尿酸排出有益。由此，郁采蘩再次对丙磺舒做了大量临床研究，丙磺舒的面世让控制尿酸水平变得不再棘手。1963 年，伊林在研究抗肿瘤药物发明了别嘌醇，他发现其抗肿瘤效果不佳，但是却可以减少尿酸生成，他联合郁采蘩与哥特门教授，对于别嘌醇进行多项临床试验，证实了其临床疗效。至此，痛风的治疗大大转变，步入新的阶段。后来随着医学的发展，人们为了减少别嘌醇、丙磺舒的副作用，相继发明了针对痛风治疗的新药，如苯溴马隆、非布司他等。

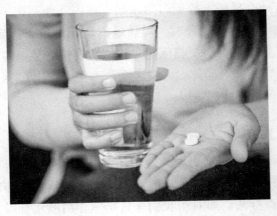

另外，今日对于痛风的治疗，非甾体抗炎药占据重要的地位。而非甾体抗炎药的历史则可以追溯至西方千年以前。最早治疗时

人们用柳树皮、柳树叶来当作药物，而这其中就被测定含有水杨酸物质。1853 年，查尔斯·盖哈特首次合成了乙酰水杨酸，再后来，拜耳公司将其用于动物实验，证实了其消炎、解热、镇痛的作用。至此，最早的非甾体类药物面世，但因为非甾体类药物具有致胃肠道溃疡、出血、肾损害等不良反应，医学家们研究出在炎症反应中重要的一个环节，通过找寻特异性COX-2 抑制剂，以减轻使用非甾体类药物的不良反应。至此，越来越多新药逐渐面世，弥补了传统非甾体类药物的不足，给更多的患者带去福音。

今天，西医治疗痛风已有一套较为完善的理论指导与治疗方案。纵观人类历史，无论东方、西方，人类对于痛风的抗争横亘千年，不曾停止，而今后，对于痛风的研究仍在继续向前。

参考文献

［1］Gritzalis K C, Karamanou M, Androutsos G . Gout in the writings of eminent ancient Greek and Byzantine physicians［J］. AMHA – Acta Medico–Historica Adriatica, 2011, 9(1): 83–88.

［2］李乃适 . 协和第 1 位女性内科总住院医师郁采繁教授与痛风研究［J］. 协和医学杂志，2011, 2(4)：404–406.

第二节　中医学对痛风认识的历史源流

痛风作为一种古老的疾病，在中国历史长河中，早在约公元前 8 世纪，这一名词在藏医《四部医典》中就已出现，但此时所指的"痛风"并非是我们今日所认识的疾病。现代医学所定义的痛风是指由于嘌呤代谢紊乱和（或）尿酸排泄减少所致的高尿酸血症，属于代谢性风湿病范畴，急性起病时可表现为关节及周围组织红肿、疼痛剧烈。古人的智慧在于对于疾病外在表现的精准观察，结合中医整体观念及辨证论治，创造出治疗这一疾病的基本中医体系，而中医除了口服中药汤剂这种传统的治疗手段，还有像针灸、中医外治法等多种简便廉验的治疗方法。

一、汉代以前中医对痛风的认识

最初，从病机上来看，痛风应归属"痹证"范畴，《说文解字》中解释为"痹，湿病也"。《素问》指出"风寒湿三气杂至，合而为痹，其风气胜者为行痹，寒气胜者为痛痹，湿气胜者为着痹也"。《素问》将痹分为行痹、痛痹、着痹，时至今日，这仍是治疗痹证的总纲。《素问·痹论》曾经提到过："其热者，阳气多，阴气少，病气胜，阳遭阴，故为痹热。"热痹以感受热邪或湿热之邪为主，或风寒湿三气之邪从里化热，主要表现为肌肤焮红、关节肿胀、灼热疼痛，或伴有身热等。热痹疼痛显著，关节不能屈伸，与现代所述"痛风"类似。然而此时，《黄帝内经》对于痹证的描述多停留在风寒湿邪致病的基础上，与我们今日所描述的"痛风"仍有一定的区别，从《黄帝内经》的理论角度，根据其疼痛的特点，可归属于"痛痹"，根据病因又可归属于行痹或着痹。

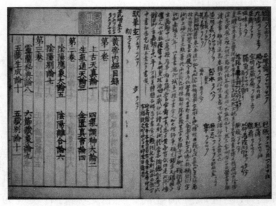

《黄帝内经》书影

痛风既然隶属于中医"痹证"这一大类，针灸作为中医学的又一瑰宝，则是治疗痹证既简捷又有效的方法，早在《素问》中就提出了针刺治疗痹证的理论，如《素问·痹论》即已明确提出："帝曰：以针治之奈何？岐伯曰：五脏有俞，六腑有合，循脉之分，各有所发，各随其过，则病瘳也。"随后，我国多部针灸专著《针灸甲乙经》《针灸大成》等，皆载有针灸治疗痹证的丰富文献资料。针灸治疗上，在《黄帝内经》中记载了许多针灸辨证、取穴、针刺方法的理论。以《黄帝内经》中针灸取穴方法为例，《灵枢》记载了大量的取穴方法，如"膝中痛，取犊鼻"，"痛在于左而右脉病者，则巨刺之"，"邪客于臂掌之间，不可得屈，刺其踝后，先以指按之痛，乃刺之"。在辨证取穴之后，配合行针补泻手法，即"凡用针者，虚则实之；满则泄之"，以达到治疗关节疼痛的目的。时至今日，结合辨证取穴，针灸依然可以作为治疗痛风的一大手段。

继《黄帝内经》后，东汉张仲景著《伤寒杂病论》，后经王叔和整理为《伤寒论》与《金匮要略》。在《金匮要略》中仲景提出了又一描述关节类疾病的"历节病"的论治，这是现存最早对于"历节病"的描述。在《金匮要略·中风历节病脉证并治第五》记载："寸口脉沉而弱，沉即主骨，弱即主筋；沉即为肾，弱即为肝，汗出入水中，如水伤心，历节黄汗出，故曰历节。"指出病因乃"盛人脉涩小，短气，自汗出，历节疼不可屈伸，此皆饮酒汗出当风所致"。此时，对痹证的病因描述与治疗做了补充，为后世对痛风的治疗提供了基本的理论基础。东汉时期，华佗《中藏经》也对痹的成因进行了扩展，在《黄帝内经》基础上，提出暑邪致痹，认为这是外邪入侵致病的重要因素。另有《华佗神医秘传》记载"脚气"一病，亦指本病，书中记载"人病脚气与气脚有异者，即邪毒从内而注入脚者，名曰脚气"。

二、隋唐时期中医对痛风的认识

隋唐时期国力鼎盛，中医学也迎来极大的发展。隋代医家巢元方著有《诸病源候论》，书中记载："历节风之状，短气自汗出，历节疼痛不可忍，屈伸不得是也。由饮酒腠理开，汗出当风所致也。亦有血气虚，受风邪而得之者，风历关节，与血气相搏交攻，故疼痛，血气虚则汗也。风冷搏于筋，则不可屈伸，为历节风也。"巢元方在书中强调了摄生不慎与气血关系在历节病发生中的重要地位，说明此时在继承《黄帝内经》与仲景的理论之余，对历节病的病机有了更多的认识。

另外，唐代医家王焘的《外台秘要》载有："白虎病者，大都是风寒暑湿之毒，因虚所致，将摄失理，受此风邪，经脉结滞，血气不行，蓄于骨节之间，或在四肢，肉色不变；其疾昼静而夜发，发即彻髓酸疼，乍歇，其病如虎之啮，故名曰白虎之病也。"王焘创新性地将这种特殊类型的痹证称之为"白虎病"，而这种症状与现代所熟知的痛风性关节炎急性发作时症状已十分相似。至此，痛风在唐代有了一个新的名称，也与传统的痹证定义区分出来。

三、两宋时期中医对痛风的认识

两宋时期，中医学继续发展，对于历节的认识也上升到崭新的阶段。许叔微在《普济本事方》中记载："治风热成历节，攻手指作赤肿麻木，甚则攻肩背两膝，遇暑热或大便秘即作。"他在治疗方面注意到风热致病，与今日所命名的热证型痛风相似。北宋《圣济总录·历节风》这样描述历节病："历节风者，由气血衰弱，为风寒所侵，血气凝涩，不得流通关节，诸筋无以滋养，真邪相搏，所历之节，悉皆疼痛，故谓历节风也。"

四、金元时期中医对痛风的认识

金元四大家之一的朱丹溪被认为是中医历史上论治"痛风"的关键人物,在其著作《格致余论》中首设"痛风"章节,在其门人所整理的《丹溪心法》《丹溪摘玄》亦有补充。《格致余论》中有:"彼痛风者,大率因血受热,已自沸腾,其后或涉冷水,或立湿地,或扇取凉,或卧当风,寒凉外搏,热血得寒,汗浊凝涩,所以作痛,夜则痛甚,行于阴也。"《丹溪心法》中记载:"四肢百节走痛是也,他方谓之白虎历节风证。大率有痰、风热、风湿、血虚。"他认为痛风与历节在诊断上有所不同,前者多痛有定处,后者遍历关节,痛无定处,至此痛风与历节病就此划分开来。同时,他认为辨证应着眼于痰湿、风热、风湿、血虚四型,对于痛风的辨证治疗提出血虚致病的分型,强调"汗浊凝涩"的致病特点。同时,治疗中各个阶段渗透滋阴补虚的思想,在其门人整理的《丹溪摘玄》中这样记载:"痛风者,乃风、寒、湿气惟至合而为痹……皆因风寒湿三气乘虚袭于腠理,或因饮酒当风,汗出入水,以致肌肉不仁,血脉凝泣,使关节不得流通,诸筋无以滋养,真邪相搏,历节疼痛,走注四肢间节而无常处,昼静夜发,其痛彻骨,如虎之啮,肉色不变,其脉大而涩,或来急,或涩而紧,治之各从所由而治。"这段文字更加细致地记载了痛风的症状、脉象,为痛风中医理论提供了一手临床资料。

五、明清时期中医对痛风的认识

明清时期医家多宗朱丹溪所说,对于痛风的论述不胜枚举,为现在痛风的辨证论治提供了大量的宝贵经验。明代虞抟《医学正传·痛风》承袭朱氏学说,著作中专门为痛风设立章节,书中写道:"夫古之所谓痛痹者,即今之痛风也。诸方书又谓之白虎历节风，以其走痛于四肢骨节，如虎咬之状，而以其名名之耳。"书中也首次指出若要减轻病情或避免病情复发，须注意饮食，禁食"鱼腥、面、酱、醋"等。《医学正传》中"治以辛温，监以辛凉，流散寒湿，开通郁结，使血行气和，更能慎口节欲，无有不安者也"代表了当时古代医家注意到了患者需要"慎口节欲"才更有助于疾病的恢复。

除了虞抟《医学正传·痛风》有关于痛风的记载，明代医家龚廷贤在其著作《万病回春》中也为痛风专门设立章节，他在书中写道："痛风者，遍身骨节走注疼痛也。谓之白虎历节风，都是血气、风湿、痰火，皆令作痛。或劳力，寒水相搏；或酒色醉卧，当风取凉；或卧卑湿之地；或雨、汗湿衣蒸体而成。"从这里可以看出，他认为痛风的病因有风寒、劳力、痰火、痰湿等，与我们现代认为剧烈运动劳作、不健康的饮食可以诱发痛风相似，可见古人在对于痛风的病因把握上并不落后于现代中医。

清代陈世铎《辨证录》描述了痛风有别于其他痹证的特点。清代李用粹《证治汇补》中认为痛风发病："因气血亏损，湿痰浊血，流滞经络，注而为病。"指出此病为本虚标实，气血亏虚又兼痰浊瘀血停滞关节。清代赵学敏《串雅内编》记载："白虎历节风，感风湿而成，遍身掣肘疼痛，足不能履地。"陈歧《医学传灯》也记载："痛风者，遍身疼痛，昼减夜甚，痛彻筋骨，有若虎咬之状，故又名为白虎历节风。"从此可以看出，清代医家将痛风称作白虎历节风者不在少数，同时也认识到了痛风的发病特点，医家们形容这种疼痛为"突然、剧烈的疼痛，就像被老虎咬了一样"，与现代医学所描述的痛风已经十分接近。

除了内服中药汤剂以外，明清时期许多中医外科学文献、专著对于外治痛风都积累了一定的经验。以我们现代常用"四黄散"外敷治疗急性痛风关节炎为例，虽然四黄散在中医文献中有多个版本，但总体以清热解毒、活血消肿为法，以《中医外科学》中四黄散对照历史文献及著作，考其应是以清代王肯堂《证治准绳》四黄散中的大黄、黄连、黄柏、黄芩为基础方而来。清代上海伤科八大家之一的陆氏伤科，变通了《证治准绳》所载的四黄散，用栀子替代黄连，与大黄配伍，加强了凉血活血化瘀的功效，全方具有较好的清热解毒、活血消肿、消毒止痛作用，对于表现为红肿热痛的阳性病症有非常好的治疗效果，因此古代也用于治疗热痹，收效甚好。

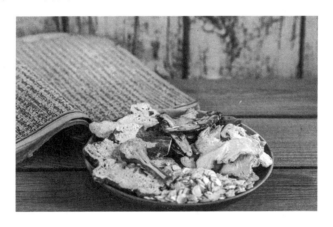

六、近现代中医对痛风的认识

近代中国，受到西学东渐的影响，一些关于痛风的西医文献走入了中国医学家的视野，如当时刊登在国内的《痛风 Die Gicht 之症状及治疗》《痛风 Gicht, Gutta.》等，中国医学家受到近代西方医学的影响，中医学也产生了独特的"中西汇通"流派，他们主张吸纳西方医学的思想，又同时发挥中医学治疗疾病的特色，而这一流派的许多理论认为中西医结合治疗诸多疾病提供了有意义的思路。如"中西汇通流派"的代表人物张锡纯，著有《医学衷中参西录》，他将这种关节突然出现肿痛难忍的疾病称之为"疼风",经考证后,应为现代所称的痛风。除一些常规的辨证思路及治疗手段,当时的部分中医学家对于痛风的治疗提出了饮食的控制:"白肉、赤肉虽可适当食用,禁止食用肝脏、肾脏、脑髓等实质食物。"在中医病机方面,医家们认为此病多为风、寒、湿、热、痰及脾不足,遣方用药多为标本兼治,健脾益肾的基础上祛湿活血清热。作为那个时期的中医学家代表,张锡纯认为可使用生怀山药一两,鲜茅根去净皮切碎二两,再将二者煎汤三茶杯,一日之间分三次温服,同时每次送服"阿司匹林"半瓦,一日三次中有一次微汗即可,不可每次皆有汗。

近代中医学承前启后,既保留了中医学治疗痛风的特色,又吸纳了西方医学的特点,口服使用非甾体抗炎药,二者联合,成为治疗痛风的又一进展,也成为现代中西医结合治疗痛风一大理论基石。

痛风最开始归属于痹证范围,后经历朝历代医家甄别、研究、修正,拥有了自己独立的疾病理论与辨证论治体系。相比于今日中医学对于痛风的认识,我们博采各家所长,海纳百川,创造出更适宜现代社会、当下环境的辨证论治体系。

参考文献

[1] 李满意,娄玉铃.痛风的源流及历史文献复习[J].风湿病与关节炎,2018,7(6):57-58.

[2] 陈炎.四黄散的制备及临床应用[J].福建中医药,2005,36(2):42-43.

[3] 谢家骏.痛风 Die Gichtt 之症状及治疗[J].新医药刊,1937,(57.58):25-30.

[4] 张锡纯.答周树堂君问疼风治法[J].绍兴医药学报星期增刊,1921,(72):11.

第三节 现代痛风的发病现状

一、全球痛风的发病现状

近年来，痛风的流行在全球范围内有所增加，给全世界带来了沉重的疾病负担。全世界报告的痛风患病率从 0.1% 到大约 10% 不等，痛风的患病率和发病率在世界各个地区的差异很大，发达国家的患病率普遍高于发展中国家。综合各项研究报告，可以发现，大洋洲国家报告的流行率最高，同时，在北美洲地区、西欧地区流行率预估在 1% ～ 4% 之间。

在北美洲地区，在 2007 ～ 2008 年美国一项全国健康和营养调查（NHANES）显示，通过询问参与者是否有过医生或卫生专业人员告诉他们有痛风，来确定痛风的患病率。这项研究表明，在 2007 ～ 2008 年，美国 3.9% 的成年人（年龄 ≥ 20 岁）患有痛风。

在中美洲和南美洲，社区控制风湿病规划（COPCORD）报告了部分地区痛风流行情况。据报告，在牙买加的农村地区，非洲裔加勒比人的痛风流行率较低，根据一项流行病学调查，只有 0.8% 的成年男子患有痛风。2002 ～ 2011 年间的调查报告指出，墨西哥、古巴和委内瑞拉的痛风流行率为 0.3% ～ 0.4%。

在欧洲，希腊是痛风发病率最高的国家，占成年人口的 4.75%。而葡萄牙及捷克共和国被认为是痛风患病率最低的欧洲国家，约有 0.3% 的居民受到痛风的影响。来自英国一项数据调查显示，通过分析英国人口 8% 的匿名健康信息，2012 年英国痛风的发病率为 3.22%（20 岁以上的成年人），与西班牙及荷兰预估报道的人数相近。相比之下，西欧国家中，法国和意大利报道的痛风患病率较低，依据 2013 年一项使用电话访谈对痛风患者进行问卷调查的研究，法国大城市 10026 名成年参与者中，有 0.9% 的人患有痛风。

在澳大利亚和新西兰，太平洋岛民和毛利人的痛风患病率和严重程度明显高于欧洲裔居民，在昆士兰北部的一个澳大利亚原住民社区，3.8% 的成年人发现患有痛风病。根据 Aotearoa New Zealand Health Tracker 在 2009 年提供的数据中，发现太平洋岛民和毛利人的痛风发病风险比欧洲人高出三倍，痛风患病率分别为 7.63%、6.06% 和 3.24%。

亚洲地区中，有报道称日本和韩国痛风患病率较低。2003 年的调查数据显示，位于日本大阪以南的地区，痛风的总患病率为 0.51%，而韩国在 2008 年只有 0.4% 的成年人受到痛风的影响。中国的台湾、香港等地以及新加坡的痛风患病率要高得多。2001 年一项以中国香港居民为对象的调查显示，45 ～ 59 岁的人士中，痛风患病率为 5.1%，60 岁以上的人有 6.1% 受到痛风的困扰。1999 ～ 2004 年间，新加坡华人健康研究招募了共 52322 名年龄在 45 ～ 74 岁之间的人，其痛风患病率约为 4.1%。

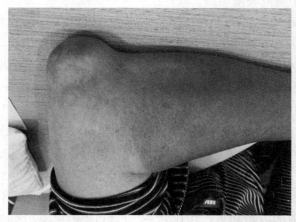

患者手肘因为尿酸盐结晶沉积而鼓起一个明显的肿块

（彩图见附录）

近几十年来，富裕国家的痛风流行率似乎在上升。然而，只有少数研究提供了关于痛风流行长期趋势的可靠数据。美国NHANES研究发现，在2007～2008年间，美国成年人痛风患病率为3.9%（830万人），其中男性患病率为5.9%（610万），女性患病率为2.0%（220万），明显高于1988～1994年的估计数值。2015～2016年，NHANES调查显示，在920万美国成年人中，痛风患病率约为3.9%，其中男性为5.2%（590万），女性为2.7%（330万），高尿酸血症患病率分别为20.2%（男性）和20.0%（女性）。研究结果分析表明，得益于降尿酸治疗（ULT），美国2007～2016年痛风及高尿酸血症的患病率较为稳定，但仍保持较高水平，同时在患病人群中仅有三分之一的患者接受降尿酸治疗，情况不容乐观。

参考文献

[1] Roddy E, Zhang W, Doherty M. The changing epidemiology of gout [J]. Nature Clinical Practice Rheumatology, 2007, 3(8): 443.

[2] Zhu, Yanyan, Pandya, et al. Prevalence of gout and hyperuricemia in the US general population: The National Health and Nutrition Examination Survey 2007-2008 [J]. Arthritis & Rheumatism, 2011. 63: 3136-3141.

[3] Cardiel M H, Rojas-Serrano J. Cardiel MH, Rojas-Serrano J. Community-based study to estimate prevalence, burden of illness and help-seeking behavior in rheumatic diseases in México City. COPCORD study [J]. Clinical and experimental rheumatology, 2002, 20(5): 617-624.

[4] Anagnostopoulos I, Zinzaras E, Alexiou I, et al. The prevalence of rheumatic diseases in central Greece: a population survey [J]. Bmc Musculoskelet Disord, 2010, 11: 98.

[5] Chang-Fu Kuo, Matthew J Grainge, Christian Mallen, et al. Rising burden of gout in the UK but continuing suboptimal management: a nationwide

population study [J] . Annals of the Rheumatic Diseases, 2015, 74: 661–
667.

[6] Trifiro G, Morabito P, Cavagna L, et al. Epidemiology of gout and
hyperuricaemia in Italy during the years 2005–2009: a nationwide
population–based study [J] . Annals of Rheumatic Diseases, 2013, 72(5):
694–700.

[7] Nicola Minaur, Steven Sawyers, Jonathan Parker, et al. Rheumatic disease
in an Australian Aboriginal community in North Queensland, Australia. A
WHO–ILAR COPCORD survey [J] . Journal of Rheumatology, 2004,
31(5): 965–972.

[8] Winnard, D, Wright, et al. National prevalence of gout derived
from administrative health data in Aotearoa New Zealand [J] .
RHEUMATOLOGY–LONDON THEN OXFORD– BRITISH SOCIETY
FOR RHEUMATOLOGY–, 2012, 51(5): 901–909.

[9] Lee C.H. , Sung N.Y. The prevalence and features of Korean gout patients
using the National Health Insurance Corporation Database [J] . Korean
Rheum. Assoc. 2011, 18(2): 94–100.

[10] Hong Kong SAR Government Census & Statistics Department. Special
Topics Report No.27 [R] . Hong Kong: The Hong Kong Special
Administrative Region Government, China: 2001.

[11] Teng G G, Ang L W, Saag K G, et al. Mortality due to coronary heart
disease and kidney disease among middle–aged and elderly men and
women with gout in the Singapore Chinese Health Study [J] . Annals of
the Rheumatic Diseases, 2012, 71(6): 924.

[12] Zhu, Yanyan, Pandya, et al. Prevalence of gout and hyperuricemia in the
US general population: The National Health and Nutrition Examination
Survey 2007–2008 [J] . Arthritis & Rheumatism, 2011, 63: 3136–3141.

[13] Chen–Xu M, Yokose C, Rai S K, et al. Contemporary Prevalence of Gout

and Hyperuricemia in the United States and Decadal Trends: The National Health and Nutrition Examination Survey, 2007–2016 [J] . Arthritis & Rheumatology, 2019, 71(6): 991–999.

二、我国痛风的发病现状

随着我国社会经济的发展，人民生活水平提高，饮食结构、生活习惯、生活方式也随之发生了翻天覆地的变化，而痛风的患病率近年来逐渐增高。近20年，欧美国家痛风的发病率较前增加，英国的流行病学调查提示，20世纪90年代，痛风的患病率从1990年的1.19%增至1999年的1.4%。而一项美国的横断面研究调查结果告诉我们，1990～1999年痛风的患病率呈上升趋势。纵观世界范围内，各经济发达区域痛风患病状况都不容乐观，而作为全球最大的发展中国家——中国，在经历了经济、社会飞速发展，人民生活水平日益提高后，痛风的相关情况又会是怎么一个表现呢？

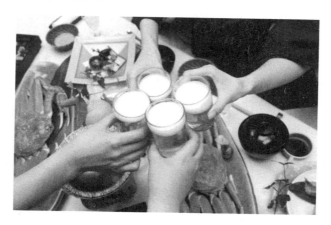

1.我国高尿酸血症及痛风情况

随着生活方式和饮食结构的改变，尤其是20～40岁的年轻人饮食中含高能量、高嘌呤类物质者显著增加，高尿酸血症（HUA）的发病率也不断上升。虽然一般人对高尿酸血症这种疾病还不十分熟悉，但是高尿酸血症在人群中的发生率却有上升的趋势。有些人说高尿酸血症是男性文明病，是因为这种病最容易侵袭男性，男女患者比例可达 20∶1。此外，脑力劳动者、中老年人、肥胖者也比较容易患这种病。据调查，目前高尿酸血症患者出现年轻化趋势，不足 40 岁的初次发病者比 10 年前增加了将近 30%。

痛风的发生与高尿酸水平及其持续时间有着巨大的联系，高尿酸血症作为嘌呤代谢紊乱的结果，是痛风发生的直接病因与生化基础。通常，将高尿酸血症与痛风的关系描述为：无症状高尿酸血症、间歇性痛风和慢性痛风。可见，高尿酸水平与痛风进展情况直接相关，因此，首先了解我国高尿酸血症的患病情况有助于理解和推断我国的痛风患病状况。

目前，我国尚缺少全国大范围关于高尿酸血症及痛风的流行病学调查数据，但不同区域都做过相应的调查研究。20 世纪 50 年代以前，亚洲各国对于高尿酸血症及痛风报道甚少，1948 年陈悦书报道了 2 例痛风，而据相关数据表明，高尿酸血症患病率从 20 世纪初 1.4% 上升至 21 世纪初 6.2% ～ 13.7%。1980 年，方析等在北京、上海、广州、杭州对 20 岁以上的 50 例成年人调查结果显示，高尿酸血症的总患病率为 1.4%，男性 1.4%，女性 1.3%，并且未发现 1 例痛风。1998 年姜宝法等对山东沿海地区的调查结果为：高尿酸血症男性总患病率为 5.79%，女性为 2.44%，痛风患病率为 0.04%；1998 年杜惠等调查了上海 2037 名居民，结果显示：高尿酸血症总患病率 10.1%，男性 14.2%，女性 7.1%，痛风患病率为 0.34%；21 世纪初，邵继红对南京社区 7888 名居民的调查结果显示，高尿酸血症的总患病率 13.3%，痛风的总患病率为 1.33%；2004

年，有研究者对山东沿海地区常住居民进行调查研究，结果显示痛风的患病率为 1.14%，其结果较 1998 年有所上升；2008 ～ 2009 年，张兰芝等调查了唐山的中青年居民，结果显示，高尿酸血症患病率为 13.7%，其中男性为 17.0%，女性为 6.4%；2009 ～ 2010 年东南大学肾脏病研究所分析中国慢性肾脏病流行病学调查的资料。资料显示：中国成人高尿酸血症的患病率为 8.4%，并且城市地区高尿酸血症的患病率（14.9%）显著高于农村地区（6.6%）。2008 ～ 2014 年，谭立夫等对惠州市惠阳区的 10020 例城市常住居民进行了流行病学调查，结果显示，痛风总体患病率为 1.5%，男性为 2.6%，女性为 0.01%。而对于西部地区，以西藏地区为例，有调查结果显示：拉萨市高尿酸血症患病率为 25.8%，男女发病比例为 7.97%，痛风的患病率为 9.85%，并且近年来呈逐步上升趋势。同时，西藏地区对痛风的知晓率、就诊率较低，痛风已成为西藏地区致残的主要疾病之一。

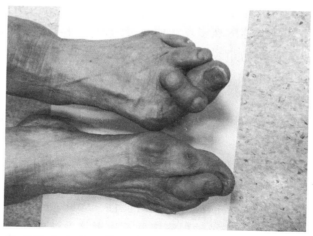

患者因为痛风石导致脚趾关节变形（彩图见附录）

2. 中国痛风流行病学特征

综合各项研究结果表明，我国痛风病可呈现如下几个特征：

（1）患病人数日渐增多：从上述各项数据表明，不论是沿海地区抑或是高原、内陆地区，近20年来我国痛风的人数都在不断递增且增长速度较快，痛风已成为继高血压、糖尿病、高脂血症后，又一广泛影响人民生命安全和生活质量的疾病。

（2）年轻化趋势：1998年杜蕙等调查上海居民痛风发病年龄，男性为59.2岁，女性为65.3岁；2009年调查云南大理城镇居民发现，男性20岁以后高尿酸血症患病率开始明显增加，男性发病年龄明显提前。而在笔者门诊中发现，越来越多青年人成了痛风患者，其中不乏高中生、大学生，这在以往的文献数据中是不曾有的。

（3）男多女少：目前，大量研究数据都表明了痛风有"重男轻女"的特征。有研究者对我国人群的高尿酸血症患病率进行meta分析，结果表明男性和女性高尿酸的患病率分别为21.6%和8.6%。而在女性绝经期后，差异逐渐缩小。

（4）经济发达区域多发：前文提到，东南大学所做的调查研究表明，我国城市经济发达地区患病率远高于农村地区，其原因可能是经济发达地区不健康的饮食结构、生活方式导致患病人数增多。当然，经济发达地区医疗水平相对农村而言更好，对于疾病的发现和研究更多，患病率相比农村高也是有可能的。但是值得一提的是，虽说西藏地区较东南沿海而言，经济水平相对薄弱，但是其独特的高海拔环境、高原缺氧的因素会造成肾脏排泄尿酸能力降低，同时西藏地区以红肉为主的独特的膳食结构，都提高了痛风患病的可能性，因此，作为高原内陆地区而言的西藏，痛风的患病率并不比经济发达的东南沿海区域低。

（5）患者对疾病的认识及诊治状况有所改善：有研究表明近5年来痛风确诊比例上升，这很大程度得益于风湿科的发展及临床医师对于痛风的认识提升。痛风作为一种慢性疾病，需要长期治疗，包括药物及饮食控制等，而饮食、运动等控制疾病的方法，都长期不在医院等医疗机构完成，因此，需要医务工作者的宣教及患者对于疾病认识的提高。在医务工作者的积极宣传和教育下，越来越多的痛风患者意识到饮食结构的调整、健康的生活方式对于防治痛风有重要作用，有调查表明，健康意识的提升有助于发病率的下降，但仍有大部分患者对于某些防治措施、生活管理等知识仍存在误区，比如仍有患者认为痛风的饮食管理只需要戒掉海鲜，用药尿酸达标就可以即刻停药等。因此，多项研究在对痛风患者的健康意识做调查时，仍建议加强对痛风患者的健康教育，我国的大部分痛风患者对于痛风的认识仍有进一步提升的空间。

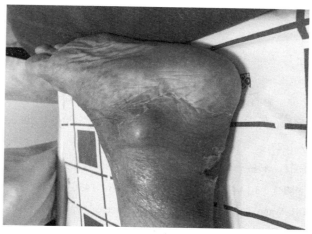

患者的脚踝处"长满"了痛风石（彩图见附录）

参考文献

［1］许政刚.痛风的诊断与误诊［J］.北京医学，1987，9(6)：367-369.

［2］方析，游凯，林其燧，等.中国正常人血尿酸调查及其与血脂的关系［J］.中华内科杂志，1983，22(7)：434-438.

［3］张兰芝，周玉秀.唐山市社区中青年痛风及高尿酸血症的流行病学调查［J］.山东大学学报(医学版)，2010，48(05)：163-164.

［4］姜宝法，张源潮，徐晓菲，等.山东沿海地区痛风和高尿酸血症的流行病学调查［J］.中国公共卫生，1999，15(3)：205-206.

［5］杜蕙，陈顺乐，王元.上海市黄浦区社区高尿酸血症与痛风流行病学调查［J］.中华风湿病学杂志，1998，2(2)：75-78.

［6］邵继红，莫宝庆，喻荣彬，等.南京市社区人群高尿酸血症与痛风的流行病学调查［J］.疾病控制杂志，2003，7(4)：305-308.

［7］Zhimin Miao, Changgui Li, Ying Chen, et al. Dietary and lifestyle changes associated with high prevalence of hyperuricemia and gout in the Shandong coastal cities of Eastern China［J］. Journal of Rheumatology, 2008, 35(9): 1859-1864.

［8］Zhang L, Wang F, Wang L, et al. Prevalence of chronic kidney disease in China：a cross-sectional survey［J］. Lancet, 2012, 379(9818): 815-822.

［9］谭立夫，朱君，严妙娟，等.惠州市惠阳区2008～2014年痛风和高尿酸血症的流行病学调查［J］.现代诊断与治疗，2016，27(10)：1919-1920.

［10］杨丽辉，宋嘉，石荔，等.拉萨市区成年人高尿酸血症和痛风的流行病学调查［J］.西部医学，2015，27(10)：1476-1478.

［11］Liu B, Wang T, Hn Z, et al. The prevalence of hyperuricemia in China: a meta-analysis［J］. Bmc Public Health, 2011, 11(1): 1-10.

［12］汪亚玲，李琳，陆群群，等.近5年痛风患者疾病认知和诊疗状况变化分析［J］.医学理论与实践，2019，32(11)：1631-1633.

［13］吴炜戎，郭阶明，杨薇，等.社区综合防治对痛风和高尿酸血症患病状况的影响［J］.实用医技杂志，2008，15(28)：3823-3825.

［14］马卓，龚书识，苏林冲，等.痛风现状及其患者依从性情况［J］.世界最新医学信息文摘，2018，18(45)：99-103.

三、岭南地区痛风的发病现状

岭南地区包含我们现在的海南、广东、广西地区，作为祖国的南部腹地，当地的生活方式、生活环境、饮食方式结构与内陆区域有着明显差异。通过整理岭南地区与痛风相关的疾病数据，分析岭南痛风的现状，对于制定更适宜岭南痛风患者的治疗、管理方案有重要的作用。

1. 岭南各地区痛风患病率

（1）广东地区：1992 年、1995 年、1999 年，王庆文等分别对于广东省汕头市澄海区进行痛风流行病学调查，结果显示：痛风患病率分别为 0.17%，0.15%，0.26%，其中 1992 年调查未有女性病例，三次调查患病人群均为 50 岁以上。广州市 2006 年对某社区进行调查，痛风患病率为 1.43% 且多集中在 16 ～ 29 岁的青年人，40 岁以上的中年人，与过往调查相比较，青年人患病人数较前提升，痛风及高尿酸血症患病率达 23.9%；同时，分析数据表明，男性患者多与女性患者，女性患者多为绝经期之后患病，与全国数据所体现的状况基本一致。樊培新 2017 年于深圳进行调查研究，总人数 1507 例，结果显示痛风患病率为 2.8%，其中男性为 3.58%，女性为 1.39%，深圳作为一个新兴发展城市，其人口结构与广州不同，深圳市人口平均年龄较广州年轻，2005 年时人口调查显示，20 ～ 39 岁人口占总人口数的 66.38%，所以，可以推断该年龄段是主要的痛风患病人群。2008 ～ 2014 年谭立夫等在惠州市惠阳区进行调查，结果显示：

痛风总体患病率为 1.5%，其中男性痛风患病率为 2.6%，显著高于女性痛风患病率 0.01%；对于患病年龄层的分析，结论指出，痛风的患者年龄层分布多在 40 岁以上，但近年来年轻人患病率较前增长。2012～2015 年对梅州市居民进行调查，高尿酸血症的患病率为 14.9%，其中男性 16.4%，女性 8.1%；痛风患病率为 1.2%，男性 1.8%，女性 0.4%；而在高尿酸血症的患者中进行分析研究，男性痛风的患病率为 11%，女性痛风的患病率为 5.1%。另有一项对广东 108 例痛风石患者的研究，发现其年龄分布高峰主要集中在中青年，并且广东患者痛风石所在关节以下肢多见，上肢较少，同时该项研究分析 108 例患者 BMI，强调了 BMI 系数越高，痛风石数目越多，证明了肥胖对于痛风石生成的影响。

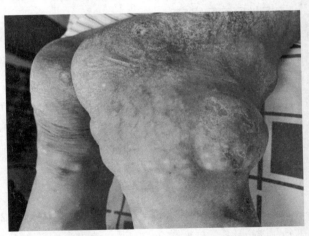

患者的脚踝处因为痛风石鼓起一个大包

（彩图见附录）

（2）广西地区：2004～2005 年对广西壮族自治区南宁市铁路职工的体检结果进行分析，结论为：痛风总患病率为 0.76%，其中按照性别分类计算，男性痛风患病率为 1.36%，女性痛风患病率为 0.08%，与同时期欧美国家发达地区痛风患病率相接近。并且，该调查中高尿酸血症患病年龄层次多分布在中年人群，年轻人群发病较少，主要患病年龄为 45 ~ 65 岁，与当时同期上海调查结果相比较，年龄提前 2 ~ 3 岁。2016 年相关机构在广西农村地区进行代谢性疾病的流行病学调查研究时发现，痛风患病率为 2.0%，较同期全国其他地区调查数据，广西农村的痛风患病率较高。

（3）海南地区：海南地区暂未有较全面的高尿酸血症及痛风的患病调查，只有少数机构进行小范围的研究调查，但借助这些研究调查对海南痛风的患病情况仍可以有初步的了解及判断。有文章分析 1975 ~ 1984 年的痛风性关节炎病例并对海南地区的高尿酸血症进行初步探讨，结论显示：当时对于痛风的相关诊断并未普及，多数存在误诊，对于痛风临床医生也是较为陌生；对于高尿酸血症进行小范围的初步调研，在 635 人中，高尿酸血症的检出率约 15.4%。在对海南海军某部 1400 余官兵进行调查，结论指出：高尿酸血症的检出率为 14.09%，同时分析患病年龄层，38 ~ 42 岁高尿酸血症的患病率最高，而血液里尿酸水平增高，将会提高痛风患病的可能性，可以推论，受检者痛风的患病率不容乐观。

2. 岭南地区痛风患病特征

（1）痛风患病率日益增高：通过对岭南地区痛风的流行病学调查研究进行梳理、对比，可以看出，近十年余，不论是城市地区还是农村地区，痛风的患病率都在上升。其原因可能有二：

①饮食习惯：分析岭南地区饮食习惯可知，岭南地区为沿海地区，盛产海鲜，广东、广西、海南三省部分地区居民喜食海鲜，海鲜产品含较高嘌呤，同时，对于广东地区居民而言，不仅喜食海鲜喜饮啤酒，平时还喜欢喝"老火汤"保健养生，

虽说这些有一定的保健作用，但老火汤同样属于高嘌呤食物，这样的膳食结构促成了痛风产生，高嘌呤的饮食习惯大大威胁着岭南地区的民众。

②肥胖因素：岭南地区的膳食模式一定程度上威胁着岭南地区居民的"体重"，2012年时有研究表明，广东省≥18岁居民超重率、肥胖率分别为27.1%和8.1%，以45～59岁人群为主；广西壮族自治区一项调查显示1991～2011年超重率从7.85%上升到24.83%，肥胖率从0.68%上升到5.49%；2018年三亚市一项调查结果显示，13～15岁男生的肥胖率为22.3%～29.7%，三个地区的肥胖率、超重率都不容易乐观，而有国内研究称痛风患者肥胖患病率19.3%。不良的生活方式、饮食结构造成体重过重，一定程度上影响了尿酸的排泄，也加大了痛风病的风险。

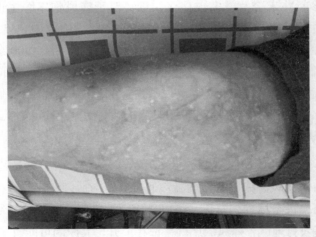

一个 BMI 超标患者的皮肤布满了大大小小的痛风石
（彩图见附录）

（2）患病年龄层日趋年轻：三个地区的痛风流行病学调查显示，在患病年龄层的划分上，中年人，尤其是男性，成了痛风病的"主力军"。可以从各项调查结果看出，大多数患病人群为40～60岁中年男性，女性则多在绝经期后发病。而近几年的调研结果告诉我们，青年人逐渐成了痛风患病的"后备力量"。细思这种情况的原因，中年男性在社会上有一定的经济水平，而他们高消费形成的饮食习惯，忙碌、缺乏运动锻炼的不健康的生活方式都会让痛风的"魔爪"伸向他们。

（3）患者对疾病缺乏认知：上文提到，我国痛风患者对于痛风相关预防诊疗疾病的知识有着较大的缺口。有调查结果显示，痛风患者药物控制尿酸的依从性不高，仅为34.3%，许多痛风患者对于如何科学管理自己的饮食、生活方式，科学地服用控制痛风的药物都存在许多误区。依据在广东五个地区进行的调研，广州的高尿酸血症及痛风发病的水平在过去几年中虽然较高，但变化较为稳定，可能对于经济发达区域的患者宣传教育较为集中有效，广州的患者对于高尿酸血症及痛风的危害的认识同其他地区相比较而言可能更到位，因此，会更有意识地去改变自己不健康的生活方式，从而更好地控制疾病的进展。可是，在广东其他地区进行的一项关于患者对于疾病认识的调查，该地患者只有极少数了解痛风的自我管理及用药注意，这与大城市患者的情况相差甚远。因此，对于痛风患者的教育迫在眉睫，有研究结果显示痛风患者在医护工作者饮食干预和指导下，干预组痛风患者的血尿酸值明显优于未干预组。

参考文献

［1］王庆文，陈韧，杜丽川，等.原发性痛风的临床和流行病学研究［J］.中华内科杂志，2001，40(5)：313-315.

［2］吴炜戎，郭阶明，杨薇，等.广州市社区痛风和高尿酸血症患病现状调查［J］.中华全科医学，2008，6(7)：728-729.

［3］樊培新.深圳地区痛风的流行病学调查［J］.中国误诊学杂志,2008,8(31)：

253–254.

[4] 谭立夫，朱君，严妙娟，等.惠州市惠阳区2008～2014年痛风和高尿酸血症的流行病学调查 [J].现代诊断与治疗，2016，27(10)：1919–1920.

[5] 方霖楷，陈启云，温义权，等.梅州地区居民高尿酸血症及痛风的流行病学调查 [J]，2016，47(3)：183–185.

[6] 黄叶飞，欧嘉勇，古洁若.108例广东籍痛风石患者的临床特点和发病危险因素分析 [J]新医学，2017，48(6)：406–409.

[7] 曾宪国.南宁铁路职工高尿酸血症与痛风流行病学调查 [J].黑龙江医学，2005，29(11)：876–877.

[8] 秦秋兰，朱耿赟，唐振柱，等.广西壮族自治区农村地区痛风与代谢综合征的相关性研究 [J].疾病监测，2017，32(7)：589–592.

[9] 徐生淦，吴雷震，林仁英，等.慢性痛风性关节炎的外科治疗（附：海南成人高尿酸血症初探）[J].海南大学学报（自然科学版），1985，3(2)：3–6.

[10] 王玮，王炎燚，马红欣，等.海军某部高尿酸血症现况调查及危险因素分析 [J].军事医学，2017，38(4)：292–294.

[11] 纪桂元，洪晓敏，蒋琦，等.广东省成年居民膳食模式与超重肥胖的关系 [J].华南预防医学，2019，45(3)：206–210.

[12] 韦海标，包成就，邓星超.广西居民肥胖流行趋势及相关影响因素 [J].医学动物防制，2019，35(4)：50–52.

[13] 李满玲，黄俊美，林晓慧，等.三亚市市区13～18岁青少年营养状况现况调查与分析 [J].海南医学院学报，2019，25(6)：69–72.

[14] 罗海钊，舒毅，梁慰强，等.痛风患者采用药物治疗高尿酸血症的依从性及其影响因素调查 [J].吉林医学，2019，40(6)：1379–1380.

[15] 马新凤.居家痛风病人社区饮食干预效果评价 [J].护理研究，2016，30(4)：1369–1370.

痛风的病因及发病机制

第一节 痛风的病因

一、痛风产生的主要原因

高尿酸血症是痛风发病最重要的生化基础，即是说没有高尿酸就没有痛风，而高尿酸主要源于嘌呤代谢紊乱及肾脏尿酸排泄障碍。结合现代科学研究，痛风的病因主要有以下几种。

1. 嘌呤代谢紊乱

人体嘌呤主要有两个来源：一个是内源性，一个是外源性。

（1）内源性嘌呤：占体内尿酸成因的80%，是体内尿酸生成增多的首要因素。它的机制包括嘌呤生物合成增加和分解加速，可分为原发性尿酸生成增多和继发性尿酸生成增多。原发性的尿酸增多的主要原因是酶的异常，分为以下几种情况。

①磷酸核糖焦磷酸合成酶活性增高。

②黄嘌呤氧化酶活性增加。

③磷酸核糖焦磷酸酰基转移酶的浓度或活性增高。

④次黄嘌呤－鸟嘌呤磷酸核糖转移酶部分缺乏，使鸟嘌呤转化为鸟嘌呤核苷酸及次黄嘌呤核苷酸减少，以致对嘌呤代谢的负反馈减弱。

以上酶的异常均能导致尿酸生成增多。

（2）外源性嘌呤：来源于食物，占体内尿酸成因的20%。由于食物摄入的嘌呤在体内几乎都转化成尿酸，因此，高嘌呤饮食可使血尿酸浓度增高。

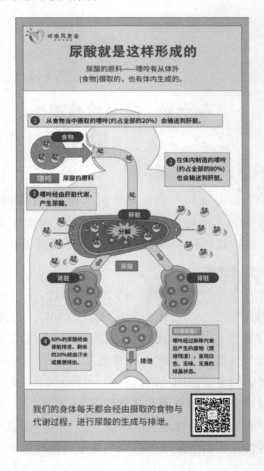

2. 尿酸排泄障碍

正常人体内"尿酸池"的存储量约为 1200mg，转化率为 60%，即每日产生并排出 720mg，达到动态平衡。正常人尿中的尿酸低于 600mg/d，原发性痛风尿酸清除过少者约占 90%，继发性痛风所占的比例要少一些。生理学及药理学的研究结果显示，肾脏尿酸盐转运的经典模式为：肾小球的滤过、肾小管的重吸收、肾小管的分泌、分泌后的肾小球重吸收。凡是影响上述 4 个过程的因素，都会影响肾脏对尿酸的排出。胃肠道负责每日尿酸排泄负荷的 20%～30%，研究提示尿酸是以天然形式排泄到肠道后发生降解。

值得一提的是，在肾功能不全的情况下，尿酸的胃肠排泄代偿性增加而肾脏排泄尿酸减少。

3. 遗传因素

医学家自古就发现痛风具有家族遗传倾向。原发性痛风患者中 10%～20% 有相关家族史且发病年轻化，病情更严重。痛风多为常染色体显性遗传，但外显性不完全。高尿酸血症的遗传变异性更大，可能为多基因。全基因组关联分析 (Genome wide association study，GWAS) 的应用，可以发现多种痛风的易感基因，有望进一步了解痛风的发病机制。

以上的原因使尿酸在血液中积聚，产生高尿酸血症。高尿酸血症如长期存在，尿酸会以尿酸盐的形式沉积在关节、皮下组织及肾脏等部位，从而引起关节炎、皮下痛风结石或尿酸性肾病等一系列病症。

二、痛风的发病因素

1. 什么样的人容易得痛风

痛风是一种代谢紊乱疾病，具有一定的遗传倾向，因此对于家族里有痛风史的人，应注意患有痛风的可能。除了先天的因素外，后天的因素对痛风的发生有着极大的影响，从各个方面来分析，以下的人群容易得痛风。

（1）从年龄来看，年龄大的人比年轻的人容易得痛风，根据流行病学调查，痛风的常见发病年龄在 45 岁左右，但由于近年来人们的生活水平普遍提高，营养过剩，运动减少，痛风正向低龄化发展。现在 30 岁左右的痛风患者也非常普遍。

（2）从性别上看，男性比女性更容易得痛风，男女发病比例约为 20∶1。而且，女性患痛风的时间几乎都是在绝经以后，这可能与卵巢功能和性激素水平分泌的改变有着一定的关系。

（3）从体重上看，肥胖的人，尤其是不爱运动，营养过剩者更容易得痛风。

（4）从职业上看，单位干部、教师、商人等社会应酬多和脑力劳动者易得痛风。

（5）从饮食上看，喜食高嘌呤、高脂、高蛋白食物的人比素食的人更容易得痛风。

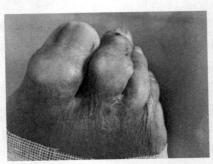

患者右脚多个脚趾长了痛风石

（彩图见附录）

2. 什么因素会诱发痛风

《淮南子·氾论训》有："天地之气，莫大于和。和者，阴阳调，日夜分，而生物……积阴则沉，积阳则飞，阴阳相接，乃能成和。"意思是说，天地阴阳二气，最好的状态莫过于阴阳和合，和就是阴阳协调平衡，若阴气过于偏盛，可使事物停止运动；若阳气过于亢盛，导致事物过分发展。只有阴阳二气协调，升降有序，交感和合，万物才能正常生产和发展。

因此，打破体内阴阳平衡的因素就是致病因素，而诱发痛风的因素就包括外感、劳伤（劳神、劳力、房劳）、饮食、药物等。

（1）外感因素：受寒、感染等。

（2）劳累因素：饥饿、疲劳过度、过度运动、房事不节、局部关节受伤等。

（3）水分不足：饮水不足，天气炎热、剧烈运动导致大量出汗，腹泻后脱水等.

（4）情志因素：精神紧张、暴怒等。

（5）饮食因素：暴饮暴食，尤其是摄入大量高嘌呤、高蛋白、高脂食物，例如火锅、海鲜、动物内脏等。

（6）药物因素：磺胺类、利尿类、部分抗结核药物、小剂量阿司匹林等及降尿酸药使用之初。

以上这些都是痛风发作常见的诱因，由于个体的差异，有的人会对其中一项因素格外敏感。

3. 痛风与季节的关系

一年四季里，痛风都有可能发作，但由于各个季节特点不同，每个季节的好发原因也不一样。

（1）春天：气候潮湿，运动量少，容易造成体重增加，湿邪困阻脾胃，易造成脾虚湿滞的体质，加之春季易发感冒，容易诱发痛风。因此，春季应注意适当运动，提升免疫力，预防感冒等。

（2）夏天：盛夏炎热，体内水分易消耗，如果不及时补充水分，血液里尿酸浓度相对升高，就容易造成痛风发作；加上夏季大多数人喜食冰冻的啤酒、海鲜，导致人体嘌呤生成过多。

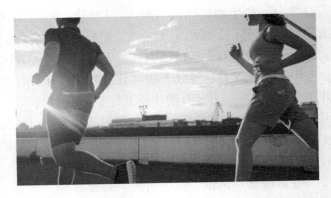

（3）秋季：入秋后气温逐步下降，人体受低温刺激，食欲增加，如果多食肥甘厚味之物，体内就容易生成过多的嘌呤，转化成尿酸；而且秋季干燥，皮肤非显性失水多，如果不及时补充水分，血液里尿酸浓度相对升高，就容易造成痛风发作。

（4）冬季：传统观念里有冬季进补的习惯，而温补的药膳常常含有高嘌呤食材，容易诱发痛风发作。

第二节 痛风的发病机制

一、急性痛风性关节炎发病机制

痛风的临床发病机制十分复杂，痛风的发作主要表现为痛风性关节炎。单钠尿酸盐（MSU）的沉积是痛风急性发作的根本原因。当血尿酸浓度超过 70mg/L 或 0.41mmol/L 时，血浆尿酸呈饱和状态（在 pH 值 7.4，温度 37℃ 及血清钠正常情况下）。针形单钠尿酸盐析出，在某种刺激下（目前机制不详）引发关节部位的中性粒细胞、巨噬细胞、滑膜细胞聚集，释放多种次级炎症细胞因子和趋化因子，如 IL-1β、TNF-α、IL-8 等，从而诱导大量的中性粒细胞浸润到关节腔，并刺激中性粒细胞激活，介导严重的炎症反应。尿酸盐结晶体沉积于关节周围，在感染、饮食、疲劳、温度等因素下诱导急性痛风发作。另外，在口服降尿酸药物治疗过程中，患者血尿酸浓度波动，沉积的单尿酸钠盐晶体溶解，即可诱发急性痛风发作。

二、慢性痛风性关节炎及痛风石形成的机制

在 30℃时，尿酸盐的溶解度降低为 40mg/L，针形单钠尿酸盐容易在无血供（软骨）或者血供相对比较少的组织（肌腱、韧带等）部位沉积，这些部位包括肢体远端的关节及耳郭等温度较低的组织。病情较重及患病时间长的患者，单钠尿酸盐结晶可以在大关节及实质性器官如肾脏中沉积，形成痛风石。痛风石就是单钠尿酸盐结晶聚集物，初期仅表现为尿酸盐晶体沉积，导致关节炎反复发作；中期会发展到可以在 X 线片中出现，表现为"穿凿样"病变；后期表现为皮下结节，可以用肉眼观察到或用手触摸到。

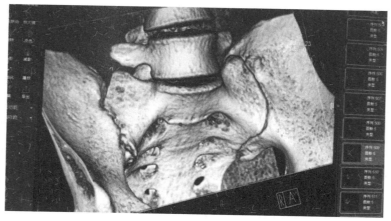

双源 CT 下患者的关节部位沉积尿酸盐结晶
（绿色代表尿酸盐结晶）（彩图见附录）

三、尿酸性肾病的发病机制

痛风患者的肾脏病变可以分为 3 种类型：

1. 尿酸盐晶体沉积在肾脏髓质和肾乳头间质，其周围包绕着单核吞噬细胞，称为尿酸盐肾病。临床上一般表现为肾小管性炎症、间质性肾炎，病情较轻，进展缓慢。

2. 尿酸盐结晶沉积在远曲小管和集合管，导致近曲小管扩张和萎缩，形成肾结石，其形成与尿酸盐浓度及尿酸尿的浓度有关。

3. 急性梗阻性肾病是由于大量的尿酸盐晶体沉积在肾间质及肾小管内，若肾小管腔被堵塞，则会引起少尿性肾衰竭。

四、痛风及高尿酸血症形成的过程

一般痛风都会经历以下 5 个过程：

1. 无症状的高尿酸血症

患者平日无症状，只是血液化验时发现尿酸浓度超过正常值。值得注意的是，并不是所有的高尿酸血症患者都会发展成痛风，大约只有 10% 的高尿酸血症患者会出现痛风症状，痛风患者却一定是高尿酸血症患者。

2. 急性痛风性关节炎

在出现痛风的早期，高尿酸血症患者遇到特定的诱因，使尿酸盐结晶沉积在关节周围组织，引发的急性剧烈的红肿热痛症状。这一时期通过治疗可以迅速缓解，初发者即使不用药物治疗通常也能自行缓解，症状持续的时间较短，为数日或数周，病情较重的甚至可持续数月。通常，治疗越早，止痛效果越好。

发病前可无任何前兆。诱发因素有饱餐饮酒、过度疲劳、精神紧张、关节局部损伤、受凉受潮等。夜间发作的急性单关节炎是首发症状，表现为凌晨关节痛而惊醒、进行性加重、剧痛如刀割样或吞噬样，疼痛多在 24 ～ 48 小时内达到高峰。关节局部发热、红肿、有明显的触痛、酷似急性感染，首次发作的关节炎可于数日内自行缓解。首次发作多为单关节炎，60% ～ 70% 首发于第一跖趾关节，在以后的病程中，90% 患者该部位反复受累。足弓、踝关节、膝关节、腕关节等也是常见发病部位，甚至伴有全身表现，如发热、头痛、恶心、寒战等不适并伴有白细胞升高、血沉增快。

3. 间歇期痛风

急性痛风性关节炎发作后，往往会有一段时间没有任何症状，称之为痛风的间歇期。间歇期一般没有后遗症状，有时会表现为发作部位皮肤颜色加深，呈暗红色或紫红色、脱屑、皮痒。间歇期的长短不一，从数月到数年，甚至发作一两次后，终生不再发作都有可能。而大部分患者会在 1 ～ 2 年内有第二次发作，而且单纯止痛而不规范的降尿酸，随着发作次数增加，病情加重，间歇期会越来越短，症状持续的时间越来越长，累及的关节增多，少数患者可有骶髂关节、胸锁关节或颈椎等部位受累，甚至累及关节周围的肌腱、腱鞘、滑囊等，最后形成痛风石。

4. 慢性痛风石性痛风

痛风石是尿酸盐结晶沉积在关节内或关节周围组织的，逐渐增多的，形成突出于皮肤表面的黄白色结节，多在起病 10 年后出现。全身器官除脑部外，都有可能形成痛风石。痛风石隆起于皮下，外观像芝麻大到鸡蛋大的黄白色赘生物，表面菲薄，破溃后可排出白色粉末状或糊状物，经久不愈，但较少继发感染。痛风石不一定会疼痛，但可能导致关节变形，影响关节功能。这是因为当痛风石发生于关节内，可造成关节软骨及骨质的侵蚀破坏、增生，关节周围组织纤维化，出现持续关节肿痛、强直、畸形，甚至骨折。

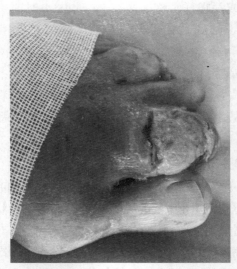

患者脚趾关节因尿酸盐结晶导致趾甲脱落

（彩图见附录）

5.尿酸性肾病

尿酸性肾病是痛风特征性的病理变化之一，是由高尿酸血症导致尿酸盐结晶沉积在肾脏所致，实际上包括急性尿酸性肾病、慢性尿酸盐肾病、尿酸性尿路结石三种病变。

急性尿酸性肾病较为少见，主要存在于恶性肿瘤放化疗术后导致大量尿酸盐结晶广泛阻塞肾小管腔，导致急性肾功能衰竭的发生。在尿酸性尿路结石病中，小的尿酸结石呈泥沙样，常无症状，结石较大者可发生肾绞痛，当结石引起梗阻时导致肾积水、肾盂肾炎、肾积脓或肾周围炎，感染可加速肾实质的损害。而我们常说的"痛风肾"多是指"慢性尿酸盐肾病"此病起病隐匿，早期仅有间歇性蛋白尿，随着病情发展会变成持续性，伴有肾浓缩功能受损时夜尿增多，晚期可发展成肾功能不全，患者多表现水肿、高血压、血尿素氮和肌酐升高。

痛风的危害

"痛风只是关节痛"是个谬论。痛风不仅仅是关节疼痛的疾病，关节疼痛只是一种警示，警示人体对于尿酸的新陈代谢有问题，更重要的是警示人体过多的尿酸正一步步地沉积到身体的各个部位，包括内脏各个器官都可能受到尿酸盐结晶的沉积，从而受到伤害，尤其是肾脏功能受尿酸盐结晶的影响最大。

第一节 对关节及肌腱的影响

急性痛风性关节炎初期，主要是关节滑液内形成了大量的微细尿酸盐结晶，痛风患者的关节液能将这些结晶"打磨"得更小更均匀，从而越容易被免疫细胞吞噬表现出高致炎性，发生急性炎症的病理改变。急性痛风的病理改变，主要表现为关节滑膜和软组织充血水肿、免疫细胞浸润、蛋白质和纤维素渗出，部分病例的关节滑膜内可见到尿酸盐结晶，尿酸盐通过滑液沉着于关节软骨，使软骨表面糜烂。

急性痛风性关节炎发作缓解后，一般没有明显的后遗症状，有时仅有发作部位皮肤色素加深，呈暗红色或紫红色，发痒脱屑，称为无症状间歇期。多数患者在初次发作后出现 1～2 年的间歇期，但间歇期长短差异很大（和痛风的易感性基因、是否规范治疗有关）。随着病情的进展，无症状的间歇期将逐渐缩短。如果血尿酸水平持续升高，急性痛风性关节炎在同一关节反复发作数年，尿酸盐结晶不断侵蚀关节软骨、骨质和关节周围组织，使软骨退变、骨质破坏、组织细胞变性坏死、滑膜增厚，并引起间质纤维变性等改变，破坏的关节软骨和骨质逐渐被大量尿酸盐结晶取代。

关节畸形和痛风石的形成，是痛风病程进入慢性病变的标志，多在起病 10 年后出现。反复发作和受累关节多，是慢性痛风性关节炎的特点。急性痛风性关节炎的发作次数、频度、每次发病的严重程度，和受累关节是否破坏、畸形、功能障碍密切相关。如果发作时间很长，频率较高，而且每次发作症状较严重，又未及时用药抗炎止痛，多次反复发作更容易造成关节破坏和畸形。

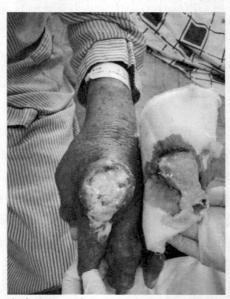

患者的手指关节痛风石溃破，流出像"豆腐渣"样的痛风石
（彩图见附录）

尿酸盐浓度持续升高，尿酸钠晶体不断沉积，引起关节滑膜软骨慢性肉芽肿性病变，形成痛风石。痛风石堆积不仅可以引起局限性骨质破坏，长期的炎症反应刺激关节组织纤维化，使关节结构破坏，导致关节畸形、关节致残等不可逆现象。痛风石长期存在不仅影响患者的关节功能，造成患肢疼痛、关节活动受限和关节畸形，严重时可合并溃疡、感染等，给患者带来巨大的痛苦。

第二节　对肾脏的影响

尿酸性肾脏病理检查几乎均有损害，临床上大约三分之一患者出现肾脏问题，可见于痛风的任何时期。尿酸性肾脏损害包括急性尿酸性肾病、慢性尿酸盐肾病、尿酸性尿路结石等。

一、尿酸性尿路结石

长期高尿酸血症患者，尿液中尿酸浓度增加并沉积，有一到两成的患者可形成尿酸结石。在所有尿路结石患者中，尿酸结石约占一成。尿酸性尿路结石可能出现于痛风性关节炎发病之前。结石较小者呈沙砾状，随尿排出，可无感觉；较大者梗阻尿路，引起肾绞痛、血尿、肾盂积水等。由于痛风患者尿 pH 值较低，尿酸盐大多转化成尿酸，而尿酸比尿酸盐溶解度更低，易形成尿酸结石，少部分与草酸钙、磷酸钙等形成混合性结石。

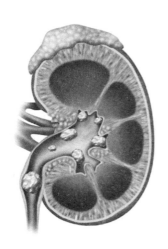

肾结石示意图

由于许多尿路结石没有任何症状，大多肾结石案例通过肾脏彩超检查或腹平片检查，一般可以发现病灶。另一些患者通常由于疼痛、尿血、感染及后期的梗阻，甚至肾衰竭而发现。

肾结石的症状是由于结石对尿路局部刺激、尿路梗阻和感染所引起的，其症状依结石的大小、形状、部位及有无感染等并发症而有所不同。

二、慢性尿酸盐肾病

痛风患者中有一至两成出现肾病表现。长期高尿酸血症未得到良好的控制，则容易出现肾脏损害。由于高尿酸血症所致的肾损害，为慢性尿酸盐肾病，也就是俗称的"痛风肾"。痛风肾的晚期可发展成慢性肾衰竭。

尿酸盐结晶沉积于肾组织，特别是肾髓质和锥体部，可导致慢性间质性肾炎，使肾小管变形、萎缩、纤维化、硬化，进而累及肾小球血管床。慢性尿酸盐肾病患者最初表现为夜尿增加，继之尿比重降低，出现血尿，轻、中度蛋白尿，甚至肾功能不全。

痛风常有明显的关节炎临床症状，而肾脏改变常常是隐匿的。一般来说痛风性关节炎反复发作多年，才有肾损害，但也有例外，有肾脏损害发生在关节炎之前的情况。

慢性尿酸盐肾病主要损害部位是肾小管和肾间质，病变以肾髓质部位最为严重。沉积的尿酸钠来自血液尿酸或尿液尿酸，可透过肾小管上皮细胞直接进入间质，巨噬细胞吞噬尿酸钠，启动溶酶体酶，刺激局部导致间质炎症反应，肾间质区可见淋巴细胞、单核细胞及浆细胞浸润。

另外，尿酸盐结晶沉积于肾小管内，可堵塞管腔，最终导致肾小管闭塞、受破坏，甚至不可逆的肾小管功能障碍。晚期肾间质纤维化使肾萎缩，纤维组织压迫血管引起了肾缺血、肾小动脉硬化及肾小球硬化，以上为肾衰竭的两个重要原因。

临床上，早期并无特殊不适，或偶有轻度单侧或双侧腰痛，部分患者早期可间歇出现少量蛋白尿。随着病程增长、病情发展，可出现持续性蛋白尿、镜下血尿。尿呈酸性，可有轻度浮肿，中度良性高血压。几乎均有肾小管浓缩功能下降，肾小管浓缩功能受损早于肾小球功能受损。可有夜尿增多、多尿、尿比重降低，随后出现肾小球滤过率下降，尿素氮升高，晚期因间质性肾病或肾结石导致肾功能不全。

第三节　对心脑血管系统的影响

高尿酸血症及痛风还会对心脑血管造成危害，如并发高血压、高脂血症及动脉硬化等心脑血管疾病。

一、并发高血压

尿酸盐浓度与肾血流量及尿酸盐清除成反比。因此，高血压伴高尿酸血症，可能与高血压患者肾血流量减少有关。痛风患者中约有一半左右伴有高血压，高血压患者中有两成合并痛风。高尿酸血症是高血压病的一个危险因素，有高尿酸血症者易患高血压病。高尿酸血症与高血压病互相影响。

高血压患者如发生高尿酸血症，其尿酸水平常与肾血流动力学有关，能反映高血压引起的肾血管损害的程度，并可作为肾动脉硬化的一个血流动力学指标。病程越长，尿酸越高，病情越重，肾血流损害越重。其机制可能是通过尿酸钠结晶，直接沉积于小动脉壁，而损害动脉内膜，引起动脉硬化加重高血压。（高血压水平的定义和分类见表3-1。）

表 3-1　血压水平的定义和分类

类别	收缩压（mmHg）	舒张压（mmHg）
理想血压	<120	<80
正常血压	<130	<80
正常高值	120～139	80～89
高血压		
1级（轻度）	140～159	90～90
2级（中度）	160～179	100～109
3级（重度）	≥180	≥110
单纯收缩期高血压	≥140	<90

痛风患者如合并高血压，可影响尿酸排泄，使高尿酸血症更加明显，其机制可能是高压本身引起肾功能减退，进而影响肾排泄尿酸的功能。建议痛风患者合并高血压时，应该合理饮食、减少钠盐摄入、减少脂肪摄入、适量摄入蔬菜水果、戒烟、限酒，还要适当运动、控制体重、调节情绪、缓解压力。

二、并发高脂血症及动脉硬化

高脂血症与尿酸增高有关。痛风患者接近八成伴有高脂血症，而高脂血症患者中也有六至八成合并高尿酸血症。高甘油三酯可降低肾尿酸排泄，是痛风的原因之一。大约八成的痛风患者有高甘油三酯血症，少数有高胆固醇血症。有学者认为高尿酸血症是脂质异常的表现。

生理浓度的尿酸具有抗氧化作用，当尿酸过高时，就可以形成结晶，沉积在组织中，尿酸盐结晶可诱发炎症反应，通过对血管内皮细胞和血管壁的损害而在动脉硬化形成中起作用。

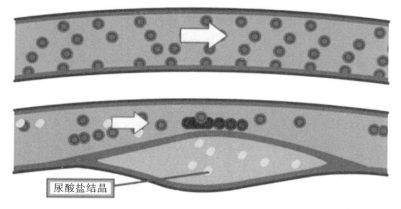

尿酸盐结晶沉积血管壁示意图

高尿酸血症是冠心病、急性心肌梗死等心血管病的独立因素。控制尿酸水平在心血管病的一、二级预防中有重要意义。美国多项流行病学研究发现，尿酸大于357μmol/L（6mg/dL）是冠心病的独立危险因素，尿酸大于416.5μmol/L（7mg/dL）是脑卒中的独立危险因素。尿酸是冠心病预后的独立危险因素，冠心病患者尿酸大于446.3pmo/L（7.5mg/dL）时，死亡率是尿酸小于297.5μmol/L（5mg/dL）患者的5倍。尿酸每升高59.5μmol/L，死亡危险概率在男性和女性中分别增加48%和126%。很多分析证实，尿酸是冠心病死亡和全因死亡的独立危险因素。

虽然，尿酸作为心血管事件独立危险因素的研究结论并非一致，尚有待进一步的临床研究证实，但控制尿酸能有效减少心血管疾病的想法已获得广泛的认同。

高尿酸血症可作为急、慢性心力衰竭患者死亡的独立预测指标，尿酸大于565.3μmol/L（9.5mg/dL）是慢性心力衰竭患者预后不良的独立指标，16个月生存率降低40%，心力衰竭时尿酸水平增加，其机制不仅与心力衰竭时肾缺血、肾功能下降、尿酸排泄减少有关，另一重要机制为心力衰竭时体内黄嘌呤氧化酶活性上调，心肌细胞合成尿酸增加，导致尿酸水平升高。

　　建议痛风患者合并高脂血症、动脉硬化者，要注意以下几点：①减少食用高脂肪食品，应当选择胆固醇含量低的食品，如蔬菜、豆制品、海蜇等，尤其应该多吃含较多纤维素的蔬菜，可以减少肠内胆固醇的吸收。食物的胆固醇全部来自含动物油的食品、动物内脏等，这些食材应忌用或少用。②改变做菜方式，少放油，尽量以蒸、煮、凉拌为主，少吃煎炸食品。③限制甜食，因为糖可在肝脏中转化为内源性甘油三酯，使血浆中甘油三酯的浓度增高。④注意减轻体重，对体重超过正常标准的人，应在专业指导下逐步减轻体重，以每月减重 1～2kg 为宜。减轻体重时的饮食原则是低脂肪、低糖以及足够的蛋白质。⑤加强体力活动和体育锻炼。体力活动不仅能增加热量的消耗，而且可以增强机体代谢，提高体内某些酶，尤其是脂蛋白脂酶的活性，有利于甘油三酯的运输和分解，从而降低血中的脂质。⑥戒烟，少饮酒。酗酒或长期饮酒，可以刺激肝脏合成更多的内源性甘油三酯，使血液中低密度脂蛋白的浓度增高，引起高胆固醇血症。因此，中年人还是以不饮酒为好。

三、并发脑血管疾病

　　高尿酸血症是脑血管病和不良预后的独立因素，高尿酸血症导致中风的原理如下：升高的尿酸促进低密度脂蛋白氧化，并促进脂质的氧化反应，直接影响动脉粥样硬化；加速血浆抗氧化物浓度下降，从而削弱自由基清除能力；启动血小板凝血反应，促进血栓形成，使血管内皮功能紊乱，内皮素分泌增高，而一氧化氮减少。过高的尿酸在体内可转化为促氧化剂，不仅刺激肾素 - 血管紧张素系统，还抑制内皮一氧化氮的释放，导致肾血管和其他血管的收缩，血压增高，出现动脉粥样硬化，而发生冠心病和脑血管病等。因此，降低尿酸对减少脑卒中有直接的意义。

第四节 对胰岛等代谢系统的影响

痛风患者两至三成并发糖尿病。痛风与糖尿病有许多共同的影响因素，如年龄、体重等。尿酸值像血糖值一样，随着年龄增加而有升高倾向，过高的尿酸浓度可直接损害胰岛细胞，继而诱发糖尿病。甚至部分痛风患者存在胰岛素抗体，加重糖尿病。

糖尿病患者易产生高尿酸血症。嘌呤的分解代谢增强和尿酸的生成增加是糖尿病的特点，高尿酸是非胰岛素依赖型糖尿病的独立危险因素。糖尿病时尿酸升高与胰岛素抵抗关系密切，胰岛素抵抗产生高胰岛素血症，增加肾脏对尿酸的重吸收。同时，持续的高血糖加重肾功能损害，导致尿酸排泄减少，使尿酸升高。

高血糖和高尿酸相互作用加重代谢紊乱。

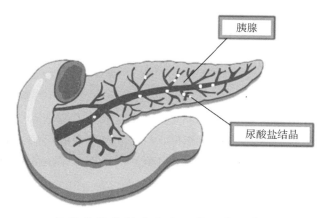

胰腺

尿酸盐结晶

尿酸盐结晶影响胰腺正常运作示意图

代谢综合征包括肥胖、高血压、高血糖、高脂血症、高尿酸血症、高纤维蛋白原血症、冠心病和脑卒中。这些内容互相联系密不可分，组成了身体的各个部分，其各部分都是互相关联、互相影响的。遗传或后天环境中的不利因素如肥胖等，使胰岛素的生物学作用在某些人群中被削弱，即这些人的机体对胰岛素产生抵抗，而为了维持一个较正常的血糖水平，机体自我调节机制使胰岛 β 细胞分泌较正常多几倍甚至十几倍的胰岛素，造成了高胰岛素血症，高胰岛素血症确实能使这些人的血糖在几年甚至更长时间内维持在不是太高的水平，但有得必有失，他们的机体也为此付出了高昂的代价，最终高胰岛素血症又导致了血糖升高、血甘油三酯水平升高、高密度脂蛋白胆固醇降低、血浆纤维蛋白原升高及高尿酸血症。胰岛细胞在长期高负荷的重压下，分泌胰岛素的功能逐渐减弱以至衰竭，使血糖急剧升高，从而出现了糖尿病、高血压、脂代谢紊乱、高纤维蛋白原血症等，而这些因素又无一不是导致动脉粥样硬化的危险因素（源头），于是冠心病、脑卒中就接踵而至。因此，目前认为痛风是代谢综合征的一个组成部分。

第五节 对性功能的影响

男性勃起功能障碍是指过去 3 个月中，阴茎持续不能达到和维持足够的勃起以满足性生活的需求。阳痿是男性最常见性功能障碍之一。尽管阳痿不是一种危及生命的疾病，但与患者的生活质量、家庭稳定密切相关，也是许多疾病的早期预警信号。

中医学认为，阳痿的成因有肾气不足、房劳太过、饮食不调，损伤阳明冲脉，以致气血两虚，宗筋失养，而成阳痿。大惊卒恐，惊则气乱，恐则伤肾而气下，渐至阳道不振，举而不坚，导致阳痿。过食肥甘，伤脾碍胃，生湿蕴热，湿热下注，热则宗筋弛纵，阳事不兴，可导致阳痿。

　　高尿酸血症及痛风并发阳痿的详细机制不太明确，但临床上许多男性痛风患者伴有不同程度的性功能障碍，主要指勃起功能障碍。由于痛风患者常并发心血管疾病、糖尿病等，这些疾病以及治疗这些疾病的药物可能导致阳痿，而痛风本身就是中年男性患者偏多，因此，在治疗痛风的时候，阳痿是常见的并发疾病。一般认为，随着年龄增加，血清雄激素水平明显降低，可能是其直接原因。另外，随着年龄增加，阴茎白膜和海绵体的结构发生改变，可能导致阻止静脉血回流能力的下降。心脑血管疾病、高血压病、糖尿病等患病率的增加，以及对这些疾病的治疗，都在不同程度上损害了阴茎的勃起功能，而且这种趋势也随着年龄增加而显著。

痛风达标治疗与管理

达标治疗即设定某种治疗效果的目标，为达到目标而采用的治疗手段和管理过程。痛风达标治疗分两个阶段：急性期以改善关节疼痛，快速控制炎症为目标；缓解期则是根据个人情况，将普通痛风患者血尿酸控制在 360μmol/L 以下，而合并肾病、痛风石等因素时，则控制在 300μmol/L 以下。治疗过程中医生应当不断根据具体情况调整治疗方案，加强对疾病的管控力度，规律监测血尿酸水平。专业医生应告知并协助患者理解治疗目标，严格监督和评估是否完成达标的治疗计划。

第一节　痛风治疗的常见误区

一、误区1：不注重生活习惯的改正，仅依赖药物就能控制好尿酸

无论是哪个国家的指南均强调了生活方式改变对于痛风控制的重要性，治疗痛风如果只依赖药物，不注重生活调节，那么就算尿酸暂时降下来了，后面因为种种不良生活习惯，尿酸还是会继续升高。

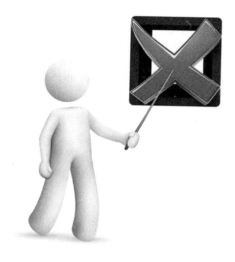

二、误区 2：痛风患者无症状期无须治疗

痛风毋庸置疑是一种慢性代谢性疾病，需要维持血尿酸持续达标，才能有效防止它所带来的各种急慢性损害。因此，如果患者单纯通过改善生活方式（如低嘌呤饮食、忌酒、减肥等）不足以使血尿酸长期维持正常，就需要考虑长期用药，即便是在无症状的"发作间歇期"也不宜停药，否则很可能会引起血尿酸升高，导致痛风反复发作。

三、误区 3：得了高尿酸血症一定会得痛风

痛风发生率与血尿酸水平显著正相关，高尿酸血症是痛风最重要的生化基础。血尿酸值越高痛风发生可能性越大，但不一定得痛风。如果没有相应的疼痛症状，单纯的高尿酸应考虑为高尿酸血症，一般来讲，高尿酸血症的人中约有 10% 会发生痛风，但是无症状者也要注意生活方式的改变，预防高尿酸血

症向痛风转化。

四、误区 4：仅重视缓解疼痛，轻视降尿酸治疗

许多患者认为只要控制疼痛了，痛风就是治好了而轻视降尿酸治疗，这是许多患者错误的认识。痛风治疗包括了急性期、慢性期的治疗，急性期以控制疼痛、炎症为主，而在慢性期注重解决痛风的根源，重视降尿酸治疗和控制尿酸水平才是减少痛风发作的根本手段。

五、误区 5：只有肌酐升高了，肾脏才出现损伤

在血肌酐达到正常值上限之前，患者的肾功能可能已出现损害，一旦超出正常值上限，才迅速升高。因此，在临床中推荐使用肾小球滤过率（GFR）作为评估肾功能的指标，而不能仅仅依赖肌酐水平。

六、误区 6：只有中年男性才会得痛风

数据统计显示，中年男性的患者占主要地位，但随着生活方式改变，年轻人不注意饮食、运动，患上痛风的人群逐渐增加，门诊不乏年轻人看诊。虽说雌激素可以促进尿酸排泄，但女性绝经期后雌激素水平下降，对于痛风也不能麻痹大意。

七、误区 7：痛了才去医院打"止痛针"治疗，不痛就好了

对于痛风单纯止痛这是错误的认识，患痛风的人较血尿酸正常者更容易产生心脑血管疾病、糖尿病等问题，不仅如此，过高的尿酸沉积在关节会导致痛风石的产生，引起关节的畸形；沉积在肾脏甚至会引起不可逆的肾脏损害，而这些都有可能在无症状的时期进展，所以痛风并不是不痛就不治疗的疾病。

第二节　痛风的达标治疗

痛风治疗的关键是达标。达标就是制定治疗的目标：急性期的达标治疗是尽快缓解关节炎症症状；慢性期的达标治疗是根据不同情况把血尿酸控制在标准范围之内并长期维持。

一、痛风达标治疗的标准

血尿酸持续达标是治疗痛风的关键，这是因为在无痛风发作的间歇期所存在的高尿酸血症不仅是痛风发作的生理基础，也与其他一些慢性疾病密切相关，如心脑血管事件、糖尿病等，对人类健康的威胁远远大于痛风的急性发作。研究表明，血尿酸持续达标的直接效果是减少痛风的急性发作次数、减少尿酸盐结晶、溶解痛风石、防止关节损害、减少脏器受损，长期持续尿酸达标可最终治愈部分痛风患者。

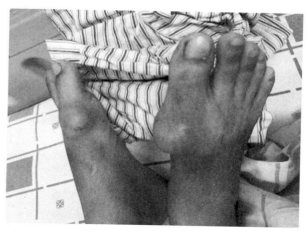

因为长期血尿酸不达标，患者双脚因为痛风石已经变形

（彩图见附录）

当痛风第一次发作后，就应该展开治疗了，那么达标治疗的标准是怎样呢？（表4-1）

表4-1　不同情况痛风治疗后的尿酸达标值

个人史	降尿酸达标值
有痛风石的	300μmol/L 以下
有肾脏疾病的	300μmol/L 以下
发作过痛风；或未发作过痛风、血尿酸超过480μmol/L 以下且有心脑血管疾病（高血压、高血脂、糖尿病等）的	360μmol/L 以下
无以上情况者	420μmol/L 以下

只有在将血尿酸持续降到低于达标值时，才能够促进关节腔里的尿酸盐结晶溶解到血液里，减少痛风发作的概率。

二、痛风急性期达标治疗

痛风急性期治疗目标以抗炎止痛、改善症状为主。

1. 常用内治法

急性痛风发病后24小时内，应该给予药物治疗，在《2012ACR痛风管理指南》推荐痛风急性发作期一线药物有：非甾体抗炎药、糖皮质激素、秋水仙碱。当初始单药无效（即治疗24小时内疼痛改善＜20%，或者治疗24小时后疼痛改善＜50%），应换用另外一种药物，或采用联合治疗（如采用激素＋秋水仙碱；NSAIDs＋秋水仙碱）。仍然无效者，可用IL-1拮抗剂。（表4-2）

表 4-2 痛风急性期常用内治法

类型	具体药物	用法用量	常见不良反应	注意事项
非甾体抗炎药	双氯芬酸钠缓释片	①饭后口服，本品须整片吞服，勿嚼碎；②一次100mg 或75mg，一日1次，或遵医嘱	可能存在胃肠道溃疡及出血、心血管系统毒性反应	禁用于活动性消化性溃疡；伴肾功能不全者慎用；禁止同时服用两种或多种非甾体类抗炎药（NSAIDs），一旦症状状轻度逐渐减量，5～7天后停用
	塞来昔布	治疗急性疼痛的剂量为第1天首剂 400mg，必要时，可再服200mg；随后根据需要，每日2次，每次 200mg	可能存在心血管血栓事件、胃肠道出血、溃疡和穿孔、肝毒性、高血压、心力衰竭和水肿、肾毒性和高钾血症、过敏性反应等	不可用于已知对磺胺过敏者；禁用于冠状动脉旁路搭桥手术；禁用于有活动消化道溃疡/出血的患者；禁用于重度心力衰竭患者
	依托考昔	推荐剂量为120mg，每日1次，最长使用8天；随后根据症状改善，每日每次60mg，1次	可能存在心血管血栓事件、胃肠道出血、溃疡和穿孔、肝毒性、高血压、心力衰竭和水肿、肾毒性和高钾血症、过敏性反应等	禁用于过敏，有活动性消化道溃疡/出血，或者既往在曾复发溃疡/出血的患者，以及充血性心衰、确诊的缺血性心脏病、外周动脉疾病和/或脑血管病（包括近期进行过冠状动脉旁路移植术或血管成形术的患者）

续表

类型	具体药物	用法用量	常见不良反应	注意事项
化学抗炎药物	秋水仙碱	①急性期：成人常用量为每1~2小时口服0.5~1mg，直至关节症状缓解，或出现呕吐、腹泻等症状。一般为3~5mg，停服后24小时内不宜超过6mg，停服72小时后一日量为0.5~1.5mg，分次服用，共7天；②预防：一日0.5~1mg，分次服用，但疗程酌定，如出现不良反应应随时停药	可能存在胃肠道症状，如腹痛、腹泻、呕吐，或肌肉、周围神经病变等。	禁用于骨髓增生低下及肝肾功能不全者
糖皮质激素	醋酸泼尼松、甲泼尼龙等	可采用口服、肌注、静脉或关节内注射；例如急性发作时可口服泼尼松5mg/d，症状改善后减量并停药	糖皮质激素在应用生理剂量替代治疗时无明显不良反应，不良反应多发生在应用药理剂量时，而且与疗程、剂量、用法及给药途径等有密切关系。常见不良反应有以下几类：体重增加、下肢浮肿、紫纹，易出血倾向等。长期、滥用甚至会出现糖皮质激素依赖综合征	禁用于邋留体激素过敏、严重的精神病（过去或现在）和癫痫、活动性消化性溃疡病、较重的骨质疏松症、有牛痘水痘等感染类性疾病等

续表

类型	具体药物	用法用量	常见不良反应	注意事项
中成药	四妙丸	口服，一次 1 袋，一日 2 次	不良反应及禁忌尚不明确；孕妇慎用	适用于湿热下注所致的痛风，症见足膝红肿，筋骨疼痛
	痛风定胶囊	口服，一次 4 粒，一日 3 次	不良反应及禁忌尚不明确；孕妇慎用；服药后不宜立即饮茶	适用于湿热瘀阻所致的痹证，痛风症见关节红肿热痛，伴有发热、汗出不解、口渴心烦、小便黄、舌红苔黄腻、脉滑数者

2. 常用外治法

痛风急性期常用外治法有：中药敷贴法、中药离子导入、刺血疗法等。其相关的操作方法、原理、适用人群及优点见表4-3。

表4-3　痛风急性期常用外治法

类型	操作方法	原理	适用人群	优点
中药敷贴法	将药物（如消肿止痛膏、新癀片或四黄水蜜外敷）制成膏剂或散剂，直接敷贴于患处的方法	使有防治功效的药物通过皮肤腠理、穴位、经脉而起作用，达到以肤固表，以表托毒，以经通脏，以穴祛邪和扶正强身的目的	适用非疮疡性所有痛风急性发作	便捷廉价，辨证配穴，灵活施术
中药离子导入	利用电荷同性相斥和异性相吸的原理，通过直流电将药物离子带入人体内或局部，可用中成药如正清风痛宁注射液等	使病变关节局部药物浓度高、停留时间长和作用持久，并且药物用量小，副作用少	有利于缓解痛风局部关节肿痛；对于无法口服给药的患者采用穴位给药	
刺血疗法	刺血方法主要有络刺、赞刺及豹文刺法，后世又有发展。现代临床刺血，都应在常规消毒后进行，手法宜轻、浅、快、准，深度以0.1～0.2寸为宜。一般出血量以数滴至数毫升为宜，但也有多至30～60mL者	放血以祛除邪气而调和气血、平衡阴阳和恢复正气	适用于中医辨证为瘀阻型，"病在血络"的痛风性关节炎	起效迅速，便捷廉价，辨证配穴

三、痛风缓解期达标治疗

痛风缓解期治疗目标以平稳降尿酸为主。在服用降尿酸类药物的初期，可能会引起痛风的发作，这是因为血尿酸水平的改变导致组织沉积的尿酸盐被动员出来。为预防降尿酸起始阶段的痛风发作，建议同时服用非甾体抗炎药或秋水仙碱，预防性治疗的获益可长达6个月。在降尿酸治疗期间，如果痛风发作，无须中止服药，应根据患者的个体情况，对痛风进行相应处理。（表4-4）

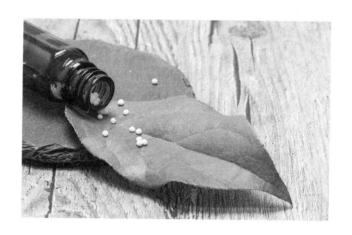

表4-4 痛风缓解期常用的降尿酸药物

类型	具体药物	用法用量	常见不良反应	注意事项
促进尿酸排泄	苯溴马隆	成人每次口服50mg，每日1次，早餐时服用。根据复查血尿酸下降水平而剂量渐增，可连用3～6个月	可能存在的不良反应主要有消化系统不适、皮肤过敏、肝功能异常等	禁用于中度或严重肾功能不足者；而已患有肾结石者慎用；服药时每日同时加服碳酸氢钠片，饮水量不小于1.5～2L，以维持尿液中性或微碱性。服药期间如痛风发作，建议所用药物减半，必要时可服用秋水仙碱或消炎药以减轻疼痛。不宜与水杨酸类、吡嗪酰胺类、依他尼酸、噻嗪类利尿药合用；定期复查肝功能
抑制尿酸合成	别嘌醇片	成人口服初始剂量1次50mg，1日1～2次，每周可递增50～100mg，至1日200～300mg，分2～3次服。每2周测血和尿尿酸水平，如已达正常水平，则不再增量，如仍高可再逐渐增。但一日最大量不得大于600mg	个别病人可出现皮疹、腹泻、腹痛、低热、暂时性转氨酶升高或粒细胞减少	黄种人易出现过敏反应，应在使用本药品前先完善HLA-B*5801基因筛查。服用本药初期易诱发急性痛风，增加急性痛风的发作频率及严重程度，故在开始4～8周内应与小剂量秋水仙碱合用。禁用于肾功能不全（肌酐清除率1.5mg/100mL）者，有肾结石形成倾向者（肾结石体质）、严重肝损害者等

类型	具体药物	用法用量	常见不良反应	注意事项
抑制尿酸合成	非布司他	成人口服起始剂量为40mg，每日1次。如果2周后血尿酸水平仍下降不明显，建议剂量增至80mg，每日1次	可能存在的不良反应主要有肝功能异常、视力模糊、心动过速、胃肠道不适等	轻中度肝功能不全、肾功能不全的患者无须调整剂量。禁用于正在接受硫唑嘌呤、巯嘌呤治疗的患者。应定期复查肝功能，监测心肌梗死和脑卒中的症状和体征
生物制剂	尿酸氧化酶类（拉布立酶、普瑞凯希）	拉布立酶可降低98.5%~100%患者的血尿酸水平，具有更强的降尿酸作用，但其作用维持时间仅为18小时，须反复注射。与拉布立酶相比，普瑞凯希尿酸作用持续时间更长，所需注射时间间隔更久	可能存在的不良反应主要有全身性过敏反应、肌注局部发红等	尿酸氧化酶类药物对结节性痛风、尿路结石及肾功能衰竭所致高尿酸血症有良效。但价格十分高昂，并且随着用药时间的延长，约40%的患者体内会产生抗体，使其降尿酸效果下降，失效率高
碱化尿液类	碳酸氢钠片	成人口服起始剂量为1次0.25~2g，1日2~3次	胃酸过多可能引起嗳气及继发性胃酸分泌增加	慎用于少尿或无尿、钠潴留并有水肿或高血压患者等

四、痛风的中药辨证治疗

痛风的常见证型及用药见表4-5。

表4-5 痛风常见证型及用药

证型	治法治则	方药	适宜人群	不良反应及注意事项
湿热蕴结证	清热利湿，通络止痛	①汤剂：三妙散合当归拈痛汤加减；②中成药：新癀片、湿热痹片、痛风定、四妙丸等	局部关节红肿热痛，发病急骤，病及一个或多个关节，多兼有发热、恶风、口渴、烦闷不安或头痛汗出，小便短黄，舌红苔黄或黄腻，脉弦滑数	不良反应尚不明确；服药后不宜立即饮茶；孕妇慎用
脾虚湿阻证	健脾利湿，益气通络	①汤剂：防己黄芪汤加减；②中成药：补中益气丸、参苓白术丸、益肾蠲痹丸等	无症状期，或仅有轻微的关节症状，或高尿酸血症，或见身困倦怠，头昏头晕，腰膝酸痛，纳食减少，脘腹胀闷，舌质淡胖或舌尖红，苔白或黄厚腻，脉细或弦滑	
寒湿痹阻证	温经散寒，除湿通络	①汤剂：乌头汤加减；②中成药：寒湿痹颗粒、益肾蠲痹丸等	关节疼痛，肿胀不甚，局部不热，痛有定处，屈伸不利，或见皮下结节或痛风石，肌肤麻木不仁，舌苔薄白或白腻，脉弦或濡缓	
痰瘀痹阻证	活血化瘀，化痰散结	①汤剂：桃红四物汤合当归拈痛汤加减；②中成药：瘀血痹颗粒、益肾蠲痹丸等	关节疼痛反复发作，日久不愈，时轻时重，或呈刺痛，固定不移，关节肿大，甚至强直畸形，屈伸不利，皮下结节，或皮色紫暗，脉弦或沉涩	

第三节　医生为什么要对痛风患者进行科学管理

随着我国经济的发展，人民生活水平的提高，以及人口结构的变化，我国的痛风患者日益增多。多项研究显示，我国目前高尿酸血症和痛风达标治疗情况并不理想，分析指出并非临床医生不知晓痛风的诊治流程，而是在患者教育方面，没有落实健康教育管理的目标与方案。因此，在未来很长的一段时间，中国的医生和患者需要更好地配合，力求实现痛风及高尿酸血症达标治疗。

查阅各国有关于痛风的诊治指南及专家共识，无一例外地将患者教育摆在重要的地位，这是因为本项措施对于患者了解到如何科学管理自己，促进痛风达标治疗大有裨益。生活方式健康与否很大程度影响痛风的预后。风湿病学界指出，在对比进行患教与无患教两组痛风患者中，无患教组血尿酸水平明显控制不良，以此呼吁临床医生重视患者的健康教育与管理。患者教育可以帮助患者了解病情，配合治疗，提高患者治疗的依从性，并且能够帮助患者减轻不必要的心理负担，养成良好的生活习惯，通过健康的生活方式控制尿酸水平。

既然患教在痛风治疗策略具有举足轻重的地位，那如何做、怎么做就是我们所要探讨的。患者健康教育包括如下几个方面：

①收集患者信息，建立健康档案，包括患者个人的基本资料、生活饮食习惯、饮酒情况、有无痛风发作、健康管理教育内容等。通过回访，加强与患者之间的沟通，提高删患者的医疗依从性，为评价和干预管理提供依据。

②患者教育需要有专业临床医生负责普及健康知识，如高尿酸血症、痛风知识讲座，或定期召开患者及家属座谈会，互

相介绍经验，听取反馈意见。同时也可以删发放健康教育手册，包括限制嘌呤饮食、控制总能量、合理膳食、限制饮酒和刺激性食物，适当运动减轻体重等方面。

③临床医师要注意给患者灌输定期复查尿酸、血压、血脂、血糖和体质量等指标，以此修正指导计划与指导方法。

痛风是一项需要终身治疗的疾病，医生需要加强患者对疾病的认知，对于痛风的认识程度越深，越容易控制尿酸，降低疾病对生活的影响，这需要医患共同努力，高度重视健康管理这一治疗策略，以提高痛风与高尿酸血症达标治疗率。

参考文献

[1] W Zhang, Doherty M, Pascual E, et al. EULAR evidence based recommendations for gout. Part Ⅰ: Diagnosis. Report of a task force of the standing committee for international clinical studies including therapeutics (ESCISIT) [J]. Annals of the Rheumatic Diseases, 2006, 65(10): 1301–1311.

[2] 秦天楠，艾元飘，汪学良，等.中医外治法治疗痛风性关节炎进展 [J].风湿病与关节炎，2017，6(8)：72–75.

[3] 中华医学会风湿病学分会.2016中国痛风诊疗指南 [J].中华内科杂志，2016，55(11)：892–899.

[4] 刘振葳，曲凡，牛莉，等.痛风中医证候学研究现状 [J].中华中医药杂志，2019，34(6)：2626–2628.

[5] 陈莲芳，邹异萍，程振媛.结构化健康教育对痛风患者尿酸和自我管理的影响 [J].中外医学研究，2020，18(4)：152–154.

[6] 古洁若，招淑珠.高尿酸血症及痛风达标治疗的必由之路——健康管理 [J].新医学，2017，48(6)：365–368.

国内外痛风指南及近年发展变化

第一节 美国风湿病学会痛风指南

一、诊断标准的变化

1977 年，美国风湿病学会［American Rheumatism Association（ARA），1988 年后改称 American College of Rheumatology（ACR）］组织 38 位美国风湿病学家制订了一版急性痛风性关节炎分类标准，见表 5-1。

表 5-1 1977 年美国风湿病学会急性痛风性关节炎分类标准

1. 关节滑液中有特异性尿酸盐结晶，或
2. 用化学方法或偏振光显微镜证实痛风石中含尿酸盐结晶，或
3. 具备以下 12 项（临床、实验室、X 线表现）中 6 项
急性关节炎发作 > 1 次
炎症反应在 1 天内达高峰
单关节炎发作
可见关节发红

续表

3. 具备以下 12 项（临床、实验室、X 线表现）中 6 项

    第一跖趾关节疼痛或肿胀
    单侧第一跖趾关节受累
    单侧跗骨关节受累
    可疑痛风石
    高尿酸血症
    不对称关节内肿胀（X 线证实）
    无骨侵蚀的骨皮质下囊肿（X 线证实）
    关节炎发作时关节滑液微生物培养阴性

 为了更好地服务临床科研工作，2015 年 ACR 和 EULAR 联合提出了新的痛风分类标准，详见表 5-2。2015 年 ACR/EULAR 痛风分类标准包含了痛风的临床表现（受累关节类型、症状发作特点、时间进程及痛风石）、实验室检查（血尿酸水平、关节滑液分析）及影像学特点（X 线、超声或双能 CT），总分为 23 分，≥ 8 分即可诊断痛风。在诊断标准中加入了新的影像学技术以及负分机制，为痛风的诊断提供了更为敏感的标准。

表 5-2　痛风分类标准

步骤	内容
步骤 1：适用标准（仅符合适用标准者才进入下列步骤）	曾经至少一次发作时出现外周关节或滑液囊肿胀、疼痛或压痛
步骤 2：确诊标准（如果符合，直接诊断痛风，无须进行步骤 3）	有症状的关节或关节囊中检查出尿酸盐结晶，或存在痛风石者
步骤 3：分类标准（如果不符合确诊标准，适用下述分类标准）	

续表

临床特点	评分
症状性发作时，曾经累及的关节或滑膜囊	
踝关节或足中部（单关节或寡关节的一部分发作而没有累及第一跖趾关节）	1分
第一跖趾关节受累（单关节或寡关节发作的一部分）	2分
a. 受累关节红肿（患者报告或医生观察到）	
b. 受累关节不能忍受触摸或按压	
c. 受累关节导致行走困难或活动功能障碍	
符合上述 1 项特点	1分
符合上述 2 项特点	2分
符合上述 3 项特点	3分
关节痛发作时间特点（符合下列 3 条中 2 条且与抗炎治疗无关，称为 1 次典型发作）	
a. 疼痛达峰时间 <24 小时	
b. 关节痛 14 天内消失	
c. 2 次发作的间歇期，症状完全消退（基线水平）	
曾有 1 次典型发作	1分
曾有 2 次及以上典型发作	2分
痛风石的临床证据：皮下结节呈"粉笔灰"样或有浆液，常伴血管包绕而且位置典型：关节、耳郭、鹰嘴囊、指腹、肌腱（如跟腱）	
无痛风石	0分
有痛风石	4分
血清尿酸（尿酸酶法检测）：在患者未进行降尿酸治疗时和复发 4 周后检测；若条件允许，在这些条件下复测，取最高值记分	
<4mg/dL（<240μmol/L）	−4分
4 ～ <6mg/dL（240 ～ <360μmol/L）	0分
6 ～ <8mg/dL（360 ～ <48μmol/L）	2分

续表

临床特点		评分
8 ～ <10mg/dL（480 ～ <600μmol/L）		3 分
≥ 10mg/dL（≥ 600μmol/L）		4 分
关节液分析：由有经验的医生对有症状关节或滑囊进行穿刺及偏振光显微镜镜检		
未检查		1 分
尿酸钠晶体阴性		–2 分
影像学特征		
（曾）/ 有症状的关节或滑囊处尿酸钠晶体的影像学证据：节超声"双轨征"，或双能 CT 的尿酸钠晶体沉积	有	4 分
		0 分
痛风相关关节破坏的影像学证据：手 / 足 X 线存在至少 1 处骨侵蚀（皮质破坏，边缘硬化或边缘突出）	无	4 分
		0 分

二、高尿酸血症及痛风治疗变化

2011 年 ACR 痛风专家共识

2011 年，ACR 大会上提出过关于痛风的专家共识，其中指出了急性痛风性关节炎的一线治疗药物应为秋水仙碱、非甾体抗炎药以及糖皮质激素，重症患者可以联合使用控制病情，而对于热门治疗话题的白介素 –1（IL–1），共识中认为可尝试用于普通治疗效果不理想的患者，但仍需要进一步的研究。

2012 年 ACR 痛风管理指南

在 2011 年推出诊治共识的基础上，ACR 制定了一份详细痛风治疗指南，本次指南主要分为两个部分，一是高尿酸血症

（HUA）的非药物和药物治疗，二是急性痛风性关节炎治疗和预防复发。

2012 年 ACR 指南强调了达标治疗的理念，明确提出了降尿酸治疗的目标值，对于治疗效果的评判以及保证患者病情长期稳定具有重要的意义。

本次修订的指南首先明确了非药物治疗、患者教育的重要性，纯饮食及生活方式干预可在一定程度上起到降尿酸和（或）预防急性痛风关节炎发作的作用。

何时启动降尿酸治疗（ULT），指南认为在有效抗炎药物的保护下，ULT 并不是禁忌。指南认为，别嘌醇和非布司他应作为推荐的一线治疗药物，经过药物控制，尿酸水平至少应该降至 < 6mg/dL，有痛风石的患者应 < 5mg/dL。丙磺舒作为促尿酸排泄的一线药物用于降尿酸治疗，但有尿路结石史者禁用一线促尿酸排泄药物。治疗过程中应增加液体的摄取，并碱化尿液（枸橼酸钾）。严重痛风患者，传统药物控制不佳，可以使用尿激酶（普瑞凯希），但目前仍缺乏使用共识。对于慢性肾脏病（CKD）的患者，需要仔细评估肌酐清除率（Ccr），Ccr < 50mL/min，不推荐单独使用丙磺舒，同时一线药物中的非布司他暂时缺乏 CKD4 期以上的安全性证据，需要谨慎使用。

对于急性痛风性关节炎的治疗，最好在发病之初的 24 小时内开始。如果在降尿酸过程中出现急性痛风性关节炎发作，不须暂停降尿酸药物。ACR 把三者均列为一线治疗，并推出了分层治疗，即根据疼痛程度和受累关节数进行选择，可单药治疗或联合治疗。联合治疗包括：口服秋水仙碱＋口服 NSAIDs；口服糖皮质激素＋口服秋水仙碱；关节腔内注射糖皮质激素＋其他治疗方法。

开始降尿酸治疗后，急性痛风发作频率增高，首选的预防复发的药物是秋水仙碱，剂量为每次 0.5mg 或 0.6mg，每天

1～2次，小剂量 NSAIDs 联合质子泵抑制剂或其他消化性溃疡抑制药也可作为一线选择。对秋水仙碱和 NSAIDs 不能耐受、有禁忌证、或无效的患者，指南建议用小剂量泼尼松或泼尼松龙（10mg/d）预防痛风复发。指南建议的疗程：①至少 6 个月；②体检没有痛风石的患者，在达到尿酸目标值后 3 个月；③以前有痛风石的患者，体检痛风石消失，并达到尿酸目标值后 6 个月。

2020 年 ACR 痛风临床实践指南（草案）

2019 年 ACR 大会对于基于 2012 年的痛风指南提出了更新，主要包括以下几点：

（1）启动 ULT 治疗的时间：2012 年指南中认为在有效抗炎药物的使用下，ULT 不是禁忌，2019 年 ACR 大会基于多项临床研究表示，在无药物禁忌证时，使用降尿酸药物不会延长急性痛风的病程。因此，只要具备降尿酸治疗的指征，有条件者即推荐发作期间就应开始降尿酸治疗，而不是等急性发作缓解后再开始。

（2）ULT 治疗周期：针对这个问题，指南倾向推荐无限期使用降尿酸治疗药物。以往无论患者还是医生都对是否需要长期降尿酸治疗持怀疑态度，而本版指南终于明确，ULT 治疗需要无限期使用。

（3）不推荐碱化尿液治疗：基于目前并无随机对照试验支持对一般痛风病人药物碱化尿液的帮助，因此不建议药物来碱化尿液。但可以建议病人多喝水增加尿液排泄，促进尿酸排泄。

（4）秋水仙碱使用说明：如果选择使用秋水仙碱，不推荐中国药物说明书推荐的用法，强烈推荐选择低剂量（如 0.5mg po tid）而不是大剂量的秋水仙碱以降低副作用。

（5）ULT 药物的选择：推荐别嘌醇作为一线治疗药物，但需要对亚洲人进一步检测 HLA-B*5801 基因，规避其严重的不良反应。对于慢性肾脏疾病 CKD3 期以上者，强烈推荐选择黄嘌呤氧化酶抑制剂（XOI）别嘌醇或非布司他，而不是选择促尿酸排泄药物（丙磺舒）。

（6）反对补充维生素 C：国内外研究显示，维生素 C 在体内被肝脏代谢最终形成草酸，草酸非常容易形成泌尿系结石，增加了痛风罹患泌尿系结石的风险。另外，大量服用维生素 C 不但没有降尿酸作用，相反，尿液中高浓度的维生素 C 可使尿液 pH 值降低，进而引起尿酸排泄减少，引起血尿酸剧增，诱发痛风发作。因此，2020ACR 痛风临床实践指南（草案）明确反对痛风患者常规补充维生素 C。

（7）限制高果糖玉米糖浆摄入：果糖进入体内后，会转化成嘌呤的底物，使得核苷的分解代谢增多，促进嘌呤的合成，从而使得内源性尿酸生成增多，引发痛风。

第二节　欧洲抗风湿联盟（EULAR）痛风指南

一、诊断标准的变化

2006 年欧洲抗风湿联盟（EULAR）痛风管理建议

本次为 EULAR 首次发布痛风管理建议，其中提到以下几点关于痛风诊断的推荐建议：

（1）在发现有关节快速产生的严重疼痛、肿胀和压痛，尤其是皮肤表面发红，6 ～ 12 小时达高峰，虽然炎症表现不属于痛风的特异性表现，但仍应该高度怀疑急性痛风性关节炎发作。

（2）对于痛风的典型表现（如反复发作的痛风足伴高尿酸

血症），单独的临床诊断是合理准确的，但在关节中没有确认单钠尿酸盐（MSU）晶体沉积的情况下尚不能确定，若在滑液中证实有 MSU 则可确诊痛风，故对不能确诊的炎性关节炎，2006 年 EULAR 指南均推荐在其滑液中常规找 MSU。

（3）若患者无症状，但在关节腔内证实存在 MSU 可诊断为痛风间歇期。

（4）痛风和败血症可能并存，因此，当怀疑是化脓性关节炎时，即使已鉴定出 MSU 晶体，仍应进行革兰氏染色和滑液培养。

（5）血尿酸的高低不能证实或者排除痛风的可能，部分高尿酸血症（HUA）可以不发展成痛风，同时在急性痛风发作期，血尿酸可正常。

（6）有家族史的年轻痛风患者（≤ 25 岁）或伴有肾结石，应进行肾脏尿酸排泄测定。

（7）虽然放射线有助于鉴别诊断且可显示慢性痛风的典型特征，但对早期或急性痛风的确诊无帮助。

（8）诊断痛风时，应评估痛风和相关并发症，包括代谢综合征（肥胖、高脂血症、高血糖、高血压）的危险因素。

2015 年 ACR/EULAR 痛风分类标准

在科学技术手段提升的背景下，考虑到无论是 ACR 还是 EULAR 的痛风诊断标准或建议，均存在一定的缺陷，欧美共同制定了 2015 年 ACR/EULAR 痛风分类标准，诊断标准已在前文提及，不在此赘述。相比于 2006 年的 EULAR 的诊断管理建议，新标准较全面地囊括了痛风的临床表现、实验室检查和影像学表现，操作简便，验证研究显示其具有较高的敏感和特异性，诊断效能优于目前已有的诊断标准，为痛风的临床诊治和科研工作提供了一个新工具。

二、高尿酸血症及痛风治疗的变化

2006 年 EULAR 痛风管理建议

2006 年首次公布的痛风管理建议中，对于痛风的治疗要求药物与非药物治疗相结合，同时根据特殊危险因素（血尿酸水平、既往痛风发作状况和放射线表现）、临床阶段（急性 / 复发性痛风，发作间歇期痛风和慢性痛风石性痛风）、一般危险因素（年龄、性别、肥胖、饮酒、增高尿酸药、药物相互作用和合并疾病）做出调整。非药物治疗方面，要重视良好的生活方式，饮食控制、减少饮酒、控制体重等。

急性痛风药物治疗方面，一线用药是口服秋水仙碱和 / 或非甾体抗炎药。如无禁忌，非甾体抗炎药是一种方便且易于接受的选择。使用大剂量秋水仙碱会带来不良反应，推荐使用低剂量秋水仙碱（0.5mg po tid）控制急性痛风发作。长效激素亦可在急性痛风期使用，可采用关节腔内注射的方法治疗。

对于降尿酸治疗（ULT）的时机，指南认为急性痛风反复发作、关节炎、痛风石或有影像学改变的痛风患者应该接受控制尿酸的治疗措施。ULT 目标促进晶体溶解和防止晶体形成，这就需要使血尿酸水平低于单钠尿酸盐的饱和点（360μmol/L 或 6mg/dL）。

在药物选择上，推荐使用低剂量（100mg/d）的别嘌醇，后续根据情况需要每 2～4 周逐步增加 100mg，如果出现药物毒性，可选择其他黄嘌呤氧化酶抑制剂、促进尿酸排泄药或脱敏疗法（后者仅适于轻度皮疹者）。肾功能正常，可使用丙磺舒和磺吡酮替代别嘌醇，但有尿路结石者为相对禁忌证。为了预防痛风急性发作，可用秋水仙碱（0.5～1mg/d）和 / 或非甾体抗炎药来预防急性痛风的发作。最后指出，如果痛风与使用利尿剂有关，如有可能则终止使用利尿剂。对于有高血压和高脂血症患者可分别考虑用氯沙坦和非诺贝特（二者均具有轻度排尿酸作用）。

2016 年 EULAR 痛风诊治指南

2016 年，EULAR 痛风工作组对有关痛风治疗方面的文献进行了全面回顾，对指南进行了更新，以便医生和患者进一步了解痛风的治疗方法，对比 2006 年首个痛风管理建议，有如下几点更新：

（1）2016 年 EULAR 痛风指南中特别强调了患者教育的重要性，研究表明，对患者进行充分的痛风教育可以增强治疗依从性，在 12 个月内使高达 92% 的患者得到有效治疗，患者教育是痛风管理中必不可少的重要部分。

（2）关于痛风的饮食建议，新增含糖饮料（包括含果糖饮料，如橙汁和苹果汁）是新发现的痛风危险因素。与之相反，根据流行病学调查，咖啡和樱桃的摄入与痛风的发病呈负相关，并且食用樱桃可能减少痛风急性发作的频率。脱脂牛奶和低热卡酸奶的日常摄入量与尿酸水平也呈负性相关，这可能与牛奶的促尿酸排出特性有关。

（3）2016EULAR 指南特别强调对肾功能不全的筛查，在痛风患者中 CKD2 期及以上患者的占比为 53%。CKD 可能是痛风的一大主要危险因素，并且痛风可能会导致 CKD。

（4）指南建议秋水仙碱作为急性痛风的一线治疗药物，需要在发作后 12 小时内服用，发病后第 1 天的负荷剂量为 1mg，1 小时后再次给药 0.5mg，和（或）联用 NSAIDs，如有必要可加用质子泵抑制剂（PPI），口服皮质类固醇类药物（剂量等效于泼尼松龙 30～35mg/d，3～5d），或关节内注射皮质醇类药物。对于严重痛风急性发作患者，2006 版指南仅指出低剂量秋水仙碱和关节腔内注射长效激素都是有效的，而在新指南中工作组建议考虑联合给药，比如秋水仙碱联合使用 1 种 NSAIDs 或秋水仙碱联合皮质激素类药物。

（5）药物禁忌证方面，新指南对秋水仙碱的使用禁忌证进行了更新。对于严重肾功能受损（GFR < 30mL/min）的患者，不建议使用秋水仙碱，因为其清除率下降，而如果减少其使用剂量则会导致治疗方案混乱和药物误用。使用强效 P- 糖蛋白和（或）CYP3A4 抑制剂患者也应禁用秋水仙碱，因为这些药物会增加秋水仙碱的血清浓度，从而可能导致严重的不良反应。

（6）自 2006 年 EULAR 指南公布之后，最近发现 IL-1β 在单钠尿酸盐（MSU）结晶诱导的炎症中起关键作用，多项试验证明 IL-1 拮抗剂可有效缓解痛风急性发作。欧洲已经批准将其用于禁忌使用或无法耐受秋水仙碱、NSAIDs 及皮质类固醇类药物的严重痛风患者。但是，使用 IL-1β 拮抗剂会增加脓毒血症的风险，因此工作组将近期感染史作为使用抗 IL-1 生物制剂的禁忌证之一。

（7）预防痛风发作治疗与 2006 版不同，旧指南建议在 ULT 最初 1 个月内应给予预防性治疗，新指南建议在最初 6 个月内进行，建议方案：小剂量秋水仙碱，0.5 ～ 1mg/d，注意考虑肾功能不全其合并用药的影响；若患者禁忌使用或无法耐受秋水仙碱，但不禁忌 NSAIDs，可考虑从低剂量开始应用 NSAIDs 作为预防。

（8）2006 版指南建议仅对存在特定严重临床症状的患者进行降尿酸治疗（ULT），而新指南建议与其有很大不同。目前工作组建议，第 1 次发病后就应尽早开始 ULT。对患病年龄较低（< 40 岁），或 SUA 极高（> 480μmol/L），或有并发症（肾功能损害、高血压、缺血性心脏病、心力衰竭）患者，应推荐其在首次确诊后立即开始 ULT。

（9）建议对一般痛风患者，SUA 应控制在 < 360μmol/L 水平；对严重痛风患者，当其尿酸盐结晶完全溶解后，即可将药物减量，并将控制水平由 < 300μmol/L 提高到 < 360μmol/L。值得强调的是，新指南增加了"不建议长期（如数年）控制 SUA

< 180μmol/L"，一定的尿酸水平对神经系统有保护作用，并且可以防止部分神经系统疾病的发生，如帕金森病、阿尔茨海默病和肌萎缩性侧索硬化症。

（10）ULT 药物选择上，新指南纳入了新药非布司他，但仍然建议将别嘌醇作为一线 ULT 药物，低剂量（100mg/d）起始，如需加量，则每 2 ～ 4 周加量 100mg。推荐小剂量起始的原因在很大程度上是因为，高起始剂量的别嘌醇可能导致严重的皮肤不良反应（SCARs），而 2006 版指南并未认识到这一点。别嘌醇最大剂量需根据肌酐清除率调整，如无法使 SUA 达标，则应改用非布司他或苯溴马隆，可与别嘌醇联用或单用，但若患者 eGFR < 30mL/min，则不可使用苯溴马隆。

（11）聚乙二醇化尿酸氧化酶是 2006 年之后新发现的强效降尿酸药物，由于其安全性及对难治型痛风的有效性都已得到充分证明，新指南推荐将其用于临床上严重的、难治性且结晶明确的痛风患者。目前专家组对于该药的使用剂量和疗程尚未达成统一共识。

（12）接受袢利尿剂或噻嗪类利尿剂的患者如果出现痛风，在可行的情况下，应该更换利尿剂。对高血压患者，除氯沙坦外，工作组新增建议，考虑对痛风患者使用钙通道阻滞剂。

第三节　日本痛风 - 核酸代谢协会痛风管理指南

一、诊断标准

2002 年日本痛风 - 核酸代谢协会痛风管理指南

急性痛风性关节炎的诊断：目前多采用 1977 年美国风湿病

学会（ACR）的分类标准进行诊断。同时，应与蜂窝织炎、丹毒、感染化脓性关节炎、创伤性关节炎、反应性关节炎、假性痛风等相鉴别。

间歇期痛风的诊断：有赖于既往急性痛风性关节炎反复发作的病史及高尿酸血症。

慢性期痛风的诊断：皮下痛风石多于首次发作10年以上出现，是慢性期标志。反复急性发作多年，受累关节肿痛等症状持续不能缓解，结合骨关节的X线检查及在痛风石抽吸物中发现MSU晶体，可以确诊。

二、痛风及高尿酸血症治疗

2002年日本痛风 – 核酸代谢协会痛风管理指南

痛风关节炎的治疗：痛风发作先兆期用1片秋水仙碱（0.5mg）来抑制发作。在痛风发作的极期，非甾体抗炎药（NSAIDs）在短时间内可用于控制疼痛。

痛风发作期间，血清尿酸的波动会加剧发作。因此，请勿在发作期间开始使用降低尿酸的药物。根据疾病类型选择降尿酸药物，从最小剂量开始，测量血清尿酸水平和尿中尿酸排泄量，逐步确定维持3～6个月的水平。尿酸水平应为6.0mg/dL或更小。

在过去若患有尿道结石、伴有生活习惯病等危险因素的例子中，血清尿酸值超过8.0mg/dL则开始使用药物进行治疗。即使没有特别危险因素的患者中，如果超过9.0mg/dL的话，也会实施降尿酸疗法，治疗目标为血清尿酸值维持在6.0mg/dL以下，2002年的指南提供了高尿酸血症及痛风的治疗流程。

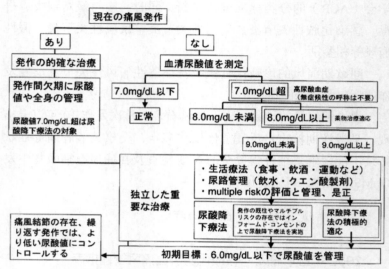

2002 年日本痛风－核酸代谢协会痛风管理指南

提供了高尿酸血症及痛风的治疗流程

2011 年日本痛风－核酸代谢协会管理指南

1 片秋水仙碱（0.5mg）用于痛风的先兆期以阻止关节炎的进一步发展。在痛风发作频繁的情况下，每天服用 1 片秋水仙碱是有效的。非甾体抗炎药（NSAIDs）在痛风发作的急性期有效，非甾体抗炎药是在一个有限的时期内以相对高的剂量给药以减轻炎症的药物（非甾体抗炎药脉冲疗法）。因此，此阶段使用时应注意药物不良反应的发生。当不能使用非甾体抗炎药、非甾体抗炎药无效或发生多关节炎时，可以考虑口服皮质类固醇控制病情。急性期同样不主张降尿酸治疗，在急性痛风性关节炎缓解后 2 周左右，应以低剂量（苯溴马隆：12.5mg，别嘌醇：50mg）开始服用降尿酸药物，同时推荐在开始降尿酸治疗时服用低剂量秋水仙碱以预防痛风的急性发作。

　　治疗高尿酸血症最重要的目的是改变与高尿酸血症发病相关的生活方式，改善与预后相关的并发症，如肥胖、高血压、葡萄糖不耐受和血脂异常等。降尿酸治疗法适用于复发性痛风性关节炎或痛风性结节患者，因此，最好将血清尿酸盐维持在不超过 6.0mg/dL 的水平。对于无症状的高尿酸血症，以血清尿酸水平不低于 8.0mg/dL 为准，可采用降尿酸治疗。在高尿酸血症的无症状阶段，降低血清尿酸水平以防止痛风性关节炎、痛风性头痛和泌尿系结石的发生，同时依靠良好的生活习惯控制尿酸的增长。对于血清尿酸水平不低于 9.0mg/dL 的无症状高尿酸血症，尽管生活方式有所改善，但仍应考虑药物治疗。

第四节　亚太风湿病学会联盟（APLAR）痛风指南

　　2015 亚太风湿病学会联盟（Asia–Pacific League of Associations for Rheumatology，APLAR）发表了《2015 年澳大利亚和新西兰关于痛风诊治的推荐意见：基于 3e 原则，结合系统的文献回顾和专家意见》。基于 3e 原则，即 evidence，expertise，exchange，筛选、分析总结出 11 条关于痛风的诊治建议。

　　①为了进行明确的诊断，必须在滑液或痛风结节证实尿酸盐晶体的存在。在无法抽吸化验的情况下，可以通过临床表现，实验室和 X 射线特征进行临时诊断。正常 / 低血尿酸水平不能排除急性痛风的诊断。做出明确诊断后，除非怀疑有败血症，否则重复发作无须诊断性联合穿刺。

　　②抽吸滑液应尽快通过偏光显微镜进行分析。如果分析需要延迟，则应将样品冷藏。

　　③非甾体抗炎药（NSAIDs），低剂量秋水仙碱和口服 / 肌肉内 / 关节内糖皮质激素均能有效治疗急性痛风。并发症和伴随用

药会影响患者痛风用药的选择。患者应制定一项计划以促进控制急性痛风发作。这一阶段可以联合用药控制病情。

④别嘌醇是一线降尿酸的药物。丙磺舒、苯溴马隆或非布司他可根据临床情况用作降低尿酸的二线治疗用药。

⑤对于肾功能不全的患者，别嘌醇应从低剂量开始，然后根据药物耐受性而非肾功能逐步提高剂量以达到目标尿酸控制值。使用非甾体抗炎药和糖皮质激素应考虑到肾功能不全、胃肠道疾病和糖尿病的存在。如果硫唑嘌呤与别嘌醇或非布司他合用，则应减少硫唑嘌呤的剂量并进行仔细监测。肾功能不全的患者和服用强效 CYP3A4 抑制剂的患者应减少秋水仙碱的剂量。有肾结石病史的患者应谨慎使用。急性痛风发作时，别停止别嘌醇治疗。别嘌醇不需要达到最高剂量。

⑥如果存在痛风石，建议目标血清尿酸 < 0.30mmol/L （ < 5mg/dL ），否则 < 0.36mmol/L （ < 6mg/dL ）就足够了。建议长期维持目标血清尿酸，一旦达到目标，应定期监测血清尿酸。

⑦当开始降低尿酸盐的治疗时，应常规使用预防措施以减少发生痛风发作的风险。NSAIDs、低剂量秋水仙碱和低剂量糖皮质激素均可单独或组合用于预防。预防持续时间是可变的，并且取决于是否存在痛风石、并发症和血尿酸反应等因素。对患者和保健专业人员进行痛风长期治疗教育至关重要。

⑧痛风石是降低尿酸的明确治疗指征，多数情况下不需要手术。

⑨目前，没有足够的证据推荐治疗无症状高尿酸血症以预防痛风性关节炎、肾脏疾病或心血管事件。

⑩健康的生活方式建议应包括保持理想的体重，避免过量饮酒、加糖的甜饮料和避免其他诱因。

⑪痛风患者经常合并其他疾病，应注意筛查诸如糖尿病肾病、高血压等疾病。

第五节　中华医学会风湿病学分会痛风指南变化

一、诊断标准变化

2004 年中华医学会风湿病学分会（Chinese Rheumatology Association，CRA）原发性痛风诊治指南（草案）

为提高医疗质量，规范各级医疗机构医师的诊疗行为，2004 年中华医学会风湿病学分会组织了风湿病学专家编写原发性痛风诊治指南（草案），按照痛风的自然病程可分为急性期、间歇期、慢性期，皆有不同的诊断标准及要点：

（1）急性期：采用 1977 年 ACR 标准（表 5-1）或 1985 年 Holmes 标准（表 5-3）进行诊断，同时应与风湿热、丹毒、蜂窝织炎、化脓性关节炎、创伤性关节炎、假性痛风等相鉴别。

表 5-3　1985 年 Holmes 标准

具备以下其中一条者
滑液的白细胞有吞噬尿酸盐结晶的现象
关节腔积液穿刺或结节活检有大量尿酸盐结晶
有反复发作的急性单关节炎和无症状间歇期、高尿酸血症及对秋水仙碱治疗有特效者

（2）间歇期：通常无任何不适或仅有轻微的关节症状，因此，此期诊断必须依赖过去的急性痛风性关节炎发作的病史及高尿酸血症。

（3）慢性期痛风：痛风石形成或关节症状持续不能缓解是此期的临床特点，结合 X 线或结节活检查找尿酸盐结晶，注意与类风湿关节炎、银屑病关节炎、骨肿瘤等相鉴别。

2010 年中国原发性痛风临床诊治指南

2010 年参照国际上有关痛风的诊断和治疗的最新进展，制定并推出了中国痛风临床诊治指南，将痛风的病程分为急性发作期、间歇发作期、慢性痛风石病变期。

（1）急性痛风性关节炎的诊断：目前多采用 1977 年 ACR 的分类标准进行诊断。

（2）间歇期痛风的诊断：有赖于既往急性痛风性关节炎反复发作的病史及高尿酸血症。

（3）慢性期痛风的诊断：皮下痛风石多于首次发作 10 年以上出现，是慢性期标志。反复急性发作多年，受累关节肿痛等症状持续不能缓解，结合骨关节的 X 线检查及在痛风石抽吸物中发现 MSU 晶体，可以确诊。

（4）肾脏病变期：包括慢性尿酸盐肾病、尿酸性尿路结石、急性尿酸性肾病。

2016 年中国痛风诊疗指南

由于 2015 年美国风湿病学会（ACR）和欧洲抗风湿病联盟（EULAR）制定的痛风分类标准较 1977 年 ACR 制定的痛风分类标准在敏感度和特异度方面更高，本次指南更新建议使用 2015 年的痛风分类标准。

二、高尿酸血症及痛风治疗

2004 年 CRA 原发性痛风诊治指南（草案）

本次诊治指南认为痛风最佳治疗方案应包括非药物治疗和

药物治疗 2 方面，药物治疗应按照临床分期进行，并遵循个体化原则。必要时可选择剔除痛风石，对残毁关节进行矫形等手术治疗，以提高生活质量。

非药物治疗包括对患者的教育、适当调整生活方式和饮食结构等，都是痛风长期治疗的基础，同时提出每日饮水量应在2000mL 以上，以保持尿量。

急性痛风发作时，NSAIDs、秋水仙碱、糖皮质激素应联合使用，急性发作期不开始进行降尿酸治疗，已服用降尿酸药物者发作不须停用，以免引起血尿酸波动。

间歇期和慢性期的治疗，目的在长期有效地控制血尿酸水平。使用降尿酸药物的指征是：急性痛风复发、多关节受累、痛风石出现、慢性痛风石性关节炎或受累关节出现影像学改变、并发尿酸性肾石病等。治疗目标是使血尿酸 < 60mg/L，以减少或清除体内沉积的 MSU 晶体。

药物选择方面，在 2004 年我国抑制尿酸生成的药物尚只有别嘌醇，非布司他并未在我国上市，指南指出使用别嘌醇应注意其不良反应，肾功能不全者注意减量。促进尿酸排泄药物有丙磺舒及磺吡酮。指南认为所有药物使用均应该从小剂量开始，在单一药物疗效不好、血尿酸明显升高、痛风石大量形成时可联合使用 2 类药物降尿酸。在开始使用降尿酸药物的同时，服用低剂量秋水仙碱或 NSAIDs 至少 1 个月，以起到预防急性关节炎复发的作用。

2004 版本的指南对于无症状高尿酸血症者，以非药物治疗为主，一般不推荐使用降尿酸药物。但在经过饮食控制血尿酸仍高于 90mg/L、有家族史或伴发相关疾病的血尿酸高于 80mg/L 的患者，可进行降尿酸治疗。

2010 年中国原发性痛风指南

在急性痛风发作时，2010 年颁布的指南认为 NSAIDs 已逐渐成为治疗急性痛风的一线用药，症状减轻后逐渐减量。指南推荐使用秋水仙碱 0.5mg，可每日 2 ～ 3 次，可以减少不良反应。严重的消化性溃疡，肾、肝、心功能不全或血液系统疾患者禁用。糖皮质激素或促皮质激素的合理应用对单个或两个关节受累的急性痛风患者有效，关节腔内注射皮质类固醇可缓解症状。但口服用药一般只用于不能耐受秋水仙碱和 NSAIDS，或有相对禁忌证的多关节炎患者。同时，不主张急性期开始进行降尿酸治疗。

间歇期和慢性期的治疗旨在长期有效地控制血尿酸水平。使用降尿酸药物的指征是：急性痛风复发、多关节受累、痛风石出现、慢性痛风石性关节炎或受累关节出现影像学改变、并发尿酸性肾石病等。治疗目标是使血尿酸< 60mg/L，以减少或清除体内沉积的 MSU 晶体。ULT 应在急性发作平息至少 2 周后，从小剂量开始，逐渐加量。根据降尿酸的目标水平在数月内调整至最小有效剂量并长期甚至终身维持。仅在单一药物疗效不好、血尿酸明显升高、痛风石大量形成时可合用 2 类药物降尿酸。在开始使用降尿酸药物的同时，服用低剂量秋水仙碱或 NSAIDs 至少 1 个月，以起到预防急性关节炎复发的作用。2010 年指南中，非布司他、尿酸氧化酶等被列为控制尿酸的新药，推荐用药仍为别嘌醇、丙磺舒等。

2016 年中国痛风诊治指南

痛风急性发作宜在 24 小时内得到控制，明确推荐使用 NSAIDs 药物缓解症状，对 NSAIDs 有禁忌患者，建议单独使用低剂量秋水仙碱（1.5 ～ 1.8mg/d），短期单用糖皮质激素

（30mg/d，连续 3 天），可起到与 NSAIDs 同样有效的镇痛作用且安全性良好，消化道不良反应少于秋水仙碱；对于无法耐受 NSAIDs 和秋水仙碱的急性发作期患者，可使用短效糖皮质激素控制症状。

2016 年指南建议，对急性痛风关节炎频繁发作（＞2 次 / 年），有慢性痛风关节炎或痛风石的患者，推荐进行降尿酸治疗，将血尿酸水平控制在 360μmol/L（6mg/dL）以下，从而达到预防痛风关节炎的急性复发和痛风石的形成、帮助痛风石溶解的目标。

痛风患者在进行降尿酸治疗时，抑制尿酸生成的药物建议使用别嘌醇或非布司他；促进尿酸排泄的药物，新增建议使用苯溴马隆。对合并慢性肾脏疾病的痛风患者，建议先评估肾功能，再根据患者具体情况使用对肾功能影响小的降尿酸药物，并在治疗过程中密切监测不良反应。

在慢性期预防关节炎复发方面，2016 年指南列举近几年的临床研究，提示痛风患者在降尿酸治疗初期，预防性使用秋水仙碱至少 3～6 个月，可减少痛风的急性发作。小剂量（0.6mg，2 次 / 天）秋水仙碱安全性高、不良反应少、耐受性好。

第六节　中国台湾多学科共识推荐降尿酸方案

该公式推荐可选的降尿酸药有别嘌醇、非布司他、苯溴马隆和磺吡酮，根据肝肾功能及患者其他背景情况进行选择。别嘌醇起始剂量为 100mg/d，常用剂量为 300mg/d，最大剂量为 800mg/d。别嘌醇更可能引起亚洲患者的严重超敏反应，共识也提到了可以检测 HLA–B*5801，但阴性仍可能发生重症超敏反应，建议别嘌醇起始低剂量并严密监测。非布司他起始剂量为 40mg/d，常用剂量为 40 ～ 80mg/d，最大剂量为 80mg/d。苯溴马隆初始剂量为 50mg/d，常用剂量为 50mg/d，最大剂量为 100mg/d。ACR、EULAR 均提到对严重痛风、难治性痛风或不能耐受口服降尿酸药治疗的痛风患者，可使用尿酸氧化酶，目前该药尚未在中国上市。

第七节　各国指南的变化趋势与分析

20 年来，国际上多个组织如 ACR、EULAR、CRA、APLAR、日本痛风 – 核酸代谢协会等根据临床上具体情况，制定修改了关于痛风及高尿酸血症的指南。

通过纵向比较多项国际指南的变化趋势，从痛风的诊断方面而言，由于得益于临床辅助检查手段的进步，2015 年之后各国所采用的 ACR/EULAR 标准，将影像学检查纳入痛风诊断评分，引入负分制度，更科学地进行痛风的诊断，降低了误诊、漏诊的发生。

从痛风的治疗角度，急性痛风发作时，以往各国指南认为应尽快使用药物，现主张在 12 ～ 24 小时之内通过药物控制病情，非甾体抗炎药（NSAIDs）、秋水仙碱和糖皮质激素都是合适的一线药。选择何种药物依照患者病情、既往对药物的反应、有无其他并发症、药物的疗效和安全性而定。以往旧指南推荐秋水仙碱传统服用方法，但秋水仙碱治疗剂量与中毒剂量十分接近，大约 80% 的患者在尚未达到适当药效之前就已因不良反应而停药，因此，现推荐秋水仙碱小剂量服法。若患者无法耐受秋水仙碱及 NSAIDs 药物，可尝试选用关节腔注射糖皮质激素。

对于降尿酸治疗，近 20 年来引起讨论的包括药物的选择以及启动降尿酸的治疗时机。

对于无症状高尿酸血症的治疗，亚洲指南如日本痛风－核酸代谢协会指南在 2002 年就首次提出，对无症状高尿酸血症应根据有无并发症给予分层治疗，并于 2011 年提出完整的处理疗程。对于这一点欧美国家的指南有较大不同，日本指南倡导在生活方式干预失效后对血清尿酸水平高于 80mg/L 且有并发症的无症状高尿酸血症进行药物治疗，欧美的共识是不进行治疗。

降尿酸治疗指征是较有争议的一点，2012 年 ACR 指南认为"在痛风急性发作期，如果已经使用了抗炎药物，可以开始降尿酸治疗，2016 年 EULAR 指南则没有对降尿酸治疗开始的时机做出推荐。以往指南认为急性期不主张降尿酸治疗，急性期 2 周后可以考虑降尿酸药物的治疗，一般认为对痛风反复发作（≥ 2 次 / 年）、有痛风石、尿酸性肾结石、痛风性关节炎或有痛风的放射学改变的患者应开始降尿酸治疗。但 2019 年 ACR 大会更改了这一看法，认为具备降尿酸治疗的指征，有条件者推荐发作期间就应开始降尿酸治疗，而不是等急性发作缓解后再开始。相信在未来，对于降尿酸治疗的时机各国指南都会出具更完善的临床研究及推荐意见。

对于降尿酸治疗各国均强调患者教育及生活方式的调整，尤其是近几年的指南更是将这一点提至非常重要的位置。药物治疗方面，各指南均秉持一致的治疗策略——"低量开始，缓慢加量"。前十年的指南推荐别嘌醇以及丙磺舒作为代表药物，由于亚洲有关于别嘌醇导致的严重的超敏反应研究增多，欧美指南后续重视这一点，在新指南修改中，强调了用别嘌醇之前，通过快速聚合酶链式反应（PCR）法筛查人类白细胞抗原 HLA-B*5801，指南没有推荐进行普查，只对 HLA-B*5801 等位基因出现频率高且携带者出现严重别嘌醇过敏反应风险大的人群进行筛查。这些人群包括有 3 级以上慢性肾病的朝鲜人、所有的汉人和泰国人。2009 年后非布司他面世，指南推荐用别嘌醇有禁忌或足量使用别嘌醇而血尿酸未达标的患者，可换用非布司他抑制尿酸生成。欧美指南近年来的推荐意见，考虑非布司他的心血管风险，欧美地区建议别嘌醇仍为一线药物，但须根据亚太地区实际情况做出调整。促尿酸排泄药物中，由于丙磺舒的药物相互作用较多，对肾功能减退的患者疗效较差。与中国相同，苯溴马隆在欧洲早已上市，因此不同于 ACR 指南，2016 年 EULAR 指南更早推荐对于单药治疗未达标的患者，可联合使用苯溴马隆。

关于预防痛风复发意见中，部分建议对所有开始降尿酸治疗的患者都进行预防治疗；也有的认为预防至尿酸水平恢复正常且在 1 ～ 3 个月内无痛风发作；还有的认为，在降尿酸治疗的前 6 ～ 12 个月可用秋水仙碱或 NSAIDs 预防痛风发作。

指南是各国专家组根据循证医学程序对相关文献进行搜索、分析、整理并加入专家意见制定而成，它凝聚了循证医学证据和专家共识，内容比较全面、新颖和可靠。上述指南针对不同国家地区、不同人群，因为种族差异、可选择的治疗药物不同、临床研究和用药习惯的不一致，导致了指南或共识的差异。如别嘌醇是欧美国家主要使用的抑制尿酸合成的药物，但在某些亚洲国家，包括中国，因为 HLA-B*5801 基因的存在，超敏反应的发生率明显升高，限制了别嘌醇的使用；非布司他在中国应用有效性和安全性显著高于别嘌醇，但美国 FDA 发布其心血管风险的黑框警告；欧美国家推荐使用丙磺舒，而在中国，由于苯溴马隆有效性和安全性显著高于丙磺舒，丙磺舒并没有作为降尿酸的一线治疗药物被推荐；各国外指南推荐的 IL-1 拮抗剂、尿酸氧化酶尚未在国内上市，在中国指南中并未做较多推荐。因此，在临床实践中还需要结合实际情况合理应该各种指南。对各指南中不一致的部分，如降尿酸药开始的时机，降尿酸治疗的时长等，仍需更多的符合区域实际情况的研究提供循证医学证据。

参考文献

［1］赵绵松．从新分类标准指南谈痛风的治疗进展［J］．武警医学，2018，29(3)：217-220.

［2］曾学军．《2015 年美国风湿病学会 / 欧洲抗风湿联盟痛风分类标准》解读［J］．中华临床免疫和变态反应杂志，2015，9(4)：235-238.

［3］吴华香．2012 年美国风湿病学会痛风治疗指南解读［J］．现代实用医学，2013，25(8)：843-846.

［4］Taylor TH, Mecchella JN, Larson RJ, et al. Initiation of Allopurinol at First Medical Contact for Acute Attacks of Gout: A Randomized Clinical Trial ［J］. The American journal of medicine, 2012, 125(11): 1126-1134.

［5］刘静．血清维生素 C 浓度对尿酸测定结果的影响［J］．中国医药科学，2012，2(16)：109-110.

［6］W Zhang, Doherty M, Pascual E, et al. EULAR evidence based recommendations for gout. Part Ⅰ : Diagnosis. Report of a task force of the standing committee for international clinical studies including therapeutics (ESCISIT) ［J］. Annals of the Rheumatic Diseases, 2006, 65(10): 1301-1311.

［7］Zhang, W. EULAR evidence based recommendations for gout. Part II: Management. Report of a task force of the EULAR Standing Committee For International Clinical Studies Including Therapeutics (ESCISIT) ［J］. Annals of the Rheumatic Diseases, 2006, 65(10): 1312-1324.

［8］刘磊，邹和建，薛愉．《2016 年欧洲抗风湿病联盟痛风治疗指南》评析［J］．上海医学，2016，39(9)：566-568.

［9］Yamanaka, Hisashi. Japanese guideline for the management of hyperuricemia and gout: second edition ［J］. Nucleosides Nucleotides

Nuclc Acids, 2011, 30(12): 1018-1029.

[10] Sivera F, Andrés M, Carmona L, et al. Multinational evidence-based recommendations for the diagnosis and management of gout: integrating systematic literature review and expert opinion of a broad panel of rheumatologists in the 3e initiative [J]. Annals of the Rheumatic Diseases, 2014, 73(2): 328-335.

[11] 中华医学会风湿病学分会. 原发性痛风诊治指南 (草案) [J]. 中华风湿病学杂志，2004，8(3)：178-181.

[12] 曾学军.《2010 年中国痛风临床诊治指南》解读 [J]. 中国实用内科杂志，2012，32(6)：438-441.

[13] 中华医学会风湿病学分会.2016 中国痛风诊疗指南 [J]. 中华内科杂志，2016，55(11)：892-899.

[14] 俞阳，周奇，杨楠，等. 全球痛风临床实践指南的发表和制订现状分析 [J]. 药品评价，2018，15(12)：9-15.

第六章

中医对痛风的认识及诊疗共识

第一节 痛风的病因病机

查阅现存的历代中医古文献，无"高尿酸血症"这个病名，高尿酸血症在痛风发作前临床症状多不明显，属中医学"未病"或"伏邪"；当并发关节炎或肾脏损害，出现关节肿痛、变形，尿路结石或肾功能不全时，可归入"痹证""历节""淋证""水肿"等范畴。到金元时期才开始出现"痛风"这个病名，在元代之前的文献并无对"痛风"此病的详细阐述，散见于"痹""白虎历节""脚气"等病证。"痛风"这个词汇概念最早出现于《名医别录》中："独活，微温，无毒。主治诸贼风，百节痛风无久新者。"指出"痛风"是由于邪风侵袭导致的一种关节疾病。"痹证""历节""白虎"等病名是指肢体疼痛的疾病，而痛风属于关节病的一种，在没有独立病名出现之前，可将其归属于以上疾病范畴。清代喻嘉言在《医门法律》中曰："痛风一名白虎历节风，实则痛痹也。"清代林佩琴《类证治裁》则曰："痛风，痛痹一症也……初因风寒湿郁痹阴分，久则化热攻痛，至夜更剧。"此外，痛风还可归于古代"脚气"病范畴，华佗在《华佗神医秘传·论脚弱状候不同》中曰："人病脚气与气脚有异者，即邪毒从内而注入脚者，名曰脚气……或注于膝脚，其状类诸风、历节、偏枯、痛肿之证。"

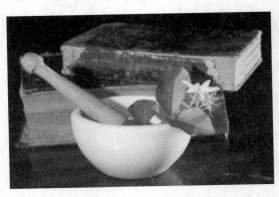

中医众多医家认为西医的高尿酸血症是源于素体气血不足，脾气亏虚，肾气不足，肥人多痰等，复感外邪，痰浊阻滞。古代医家对"痛风"的中医病因病机认识多种多样、众说纷纭。元代朱丹溪在《格致余论》中首设"痛风"章节，创"痛风"病名，并在《丹溪治法心要》《丹溪心法》等书中开辟"痛风"专论，详细描述了痛风的发病机制。他在《格致余论》中写道："彼痛风者，大率因血受热已自沸腾，其后或涉冷水，或立湿地，或扇取凉，或卧当风，寒凉外搏，热血得寒，污浊凝涩，所以作痛。"提出"痛风"乃因血热当风，遇湿受寒，湿浊凝滞阻于经脉，表现为"作痛，夜则痛甚"。明代李梴认为，体质不同，痛风的病机也不尽相同，他在《医学入门》指出："形怯瘦者，多因血虚有火；形肥勇者，多因风湿生痰。"分析病因为痛多痰火，肿多风湿。张景岳在《景岳全书》中对"痛风"的病机论述曰："外是阴寒水湿，今湿邪袭人皮肉筋脉；内由平素肥甘过度，湿壅下焦，寒与湿邪相结郁而化热，停留肌肤……病变部位红肿潮热，久则骨蚀。"龚廷贤在《万病回春》中又指出："一切痛风，肢节痛者，痛属火，肿属湿……所以膏粱之人多食煎炒、炙煿、酒肉热物，蒸脏腑，所以患痛风、恶疮、痈疽者最多。"他们均认为痛风多由"湿邪"所导致。《医学六要》曰："痛风，即内经痛痹。上古多外感，故云三气合而为痹。今人多内伤，气血亏损，湿痰阴火，流滞经络，或在四肢，或客腰背，痛不可当，一名白虎历节是也。"指出内虚痰湿的中医发病机制。

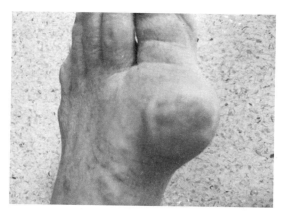

患者足部因痛风石鼓起一个大包
（彩图见附录）

1995年实行的《国际中医病证诊断疗效标准》明确了痛风的定义——由血尿酸升高引起的四肢关节红肿疼痛的疾病。《中药新药临床研究指导原则》指出：痹病是指因外邪侵袭肢体经络而致肢节疼痛、麻木、屈伸不利的病证。随着人们对现代医学"痛风"概念、发病机制、临床表现、预后的认识，他们对中医"痛风"病名、病因病机等方面有了更进一步的认识。

国医大师朱良春认为，痛风是西医的病名，中医临床必须以中医理论为指导，朱老首创"浊瘀痹"病名，它概括了痛风"浊毒瘀滞"的病机本质，既有别于西医，又统一于中医痹证范畴，补充了《黄帝内经》《金匮要略》中有关痹证的分类不足，提出浊、瘀、痰内邪互为因果致痹的论点，更是对《黄帝内经》"风寒湿三气杂至合而为痹"、外邪致痹理论的继承发展。对于痛风的病机，历代医家多关注外邪或兼夹郁火致病之说。朱老却认为，此病绝不仅仅是简单的热痹，或热毒瘀滞而致。其背后更深的原因是痰湿阻滞血脉之中，难以泄化，与血相结而为浊瘀。痛风患者多表现为形体丰腴，或有饮酒史，或喜进膏粱肥甘之品，或溃流脂液为特征，提示浊瘀滞留于经脉，导致骨节肿痛、结节畸形，甚则溃破，渗溢脂膏；或郁闭化热，聚而成毒，损及脾肾为痛风的发病机理。凡此皆浊瘀内阻使然，实非风邪作祟。浊瘀是内因，是主因。受寒、受湿、饮食等因素只是体内病变前提下的诱发因素。

全国名老中医药专家、岭南中医风湿名家、广州中医药大学第一附属医院风湿科学术带头人陈纪藩教授认为，痛风等风湿病的发生多以人体营卫失调、气血不足、肝肾亏损等为内因，由于先天禀赋不足，导致筋骨失养而空虚，一旦起居饮食稍有不慎，外界的风、寒、湿、热之邪便乘虚而入。对于病机，陈教授认为阴阳失和，虚实互见，寒热错杂，风、寒、热、湿、痰、癖等多种病邪交错是痛风等风湿病的病机特点。全国知名风湿病专家、岭南中医风湿名家、广东省中医院风湿科前任学术带头人邓兆智教授认为，形成原发性痛风的主要原因在于先天性脾肾功能失调。脾之运化功能减低，则痰浊内生；肾司二便功能失调，则湿浊排泄缓慢量少，以致痰浊内聚，此时感受风寒湿热之邪、劳倦过度、七情所伤，或酗酒食伤，或关节外伤等，则加重并促使痰浊流注关节、肌肉、骨骼，气血运行不畅而形成痹痛。

　　作者在传承两位前辈学术经验的基础上，结合自身临床体会认为：痛风的基本病因病机并非外感邪气所为，而是脏腑积热，内伏邪毒，加之劳倦内伤、饮酒饱食、高粱辛辣等外因，导致"热毒气从脏腑出，攻于手足，手足则灼热赤肿疼痛也"。《金匮要略》言历节病"少阴脉浮而弱，弱则血不足，浮则为风，风血相搏即疼痛如掣。盛人脉涩小，短气自汗出，历节疼，不可屈伸，此皆饮酒汗出当风所致。诸肢节疼痛，身体魁羸，脚肿如脱，头眩短气，温温欲吐，桂枝芍药知母汤主之"。其中"风血相搏""饮酒汗出当风"与痛风性关节炎发病的诱发因素极为相似。痛风的脏腑病变主要累及脾、肾两脏。发病机理在于长期过食肥甘厚腻，损伤脾胃，脾胃运化功能失调，湿毒排泄障碍，痰浊内生，久则化瘀。脾胃后天之气不足，运化失调导致先天之肾气亏虚，肾精不足，机体失养，若遇诱因引动，则湿浊、瘀毒、积热流注关节、肢体、经络，痹阻经络关节，不通则痛，发而关节肌肉红肿热痛。

第二节　痛风的辨证论治

　　辨证论治，又称为辨证施治，包括辨证和论治两个过程，是中医认识疾病和治疗疾病的基本原则，一直被认为是中医学的精髓。辨证即是认证识证的过程。证是对机体在疾病发展过程中某一阶段病理反映的概括，包括病变的部位、原因、性质以及邪正关系，反映这一阶段病理变化的本质。因而，证比症状更全面、更深刻、更正确地揭示了疾病的本质。所谓辨证，就是根据中医四诊"望、闻、问、切"所收集的资料，通过分析、综合，辨清疾病的病因、性质、部位以及邪正之间的关系，概括、判断为某种性质的证。

目前对于痛风的中医辨证分型，尚未形成统一的专家共识。"痛风"的中医辨证论治方面，国家中医药管理局"十一五"重点专科协作组痛风诊疗方案中设定了 5 个常见的痛风临床证候。

一、湿热蕴结证

临床表现：局部关节红肿热痛，发病急骤，病及一个或多个关节，多兼有发热、恶风、口渴、烦闷不安或头痛汗出，小便短黄，舌红苔黄或黄腻，脉弦滑数。

治法：清利湿热。

推荐方药：四妙散加减。炒苍术、川黄柏、川牛膝、薏苡仁、茵陈、虎杖、土茯苓、萆薢、秦皮、金钱草、车前草。

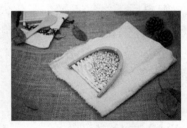 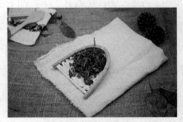

薏苡仁　　　　　　　　　　车前草

二、脾虚湿阻证

临床表现：无症状期，或仅有轻微的关节症状，或高尿酸血症，或见身困倦怠，头昏头晕，腰膝酸痛，纳食减少，脘腹胀闷，舌质淡胖或舌尖红，苔白或黄厚腻，脉细或弦滑等。

治法：健脾利湿，益气通络。

推荐方药：四君子汤加减。党参、苍术、茯苓、砂仁、半夏、陈皮、薏苡仁、土茯苓、萆薢、车前草、金钱草、甘草。

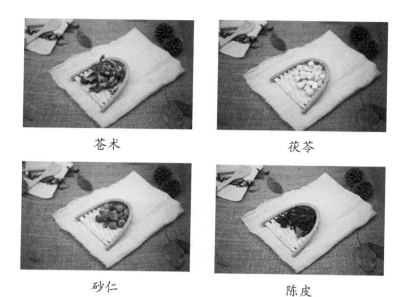

苍术　　　　　　　　　　　茯苓

砂仁　　　　　　　　　　　陈皮

三、寒湿痹阻证

临床表现：关节疼痛，肿胀不甚，局部不热，痛有定处，屈伸不利，或见皮下结节或痛风石，肌肤麻木不仁，舌苔薄白或白腻，脉弦或濡缓。

治法：祛风散寒，除湿通络。

推荐方药：桂枝乌头汤加减。桂枝、白芍、生姜、黄芪、制川乌、麻黄、防己、当归、川芎、羌活、苍术、防风等。

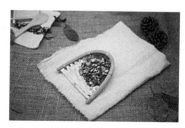

桂枝

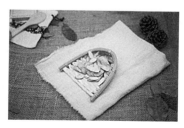

黄芪

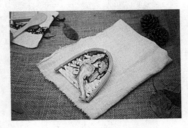

当归

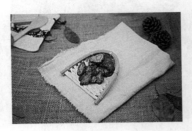

川芎

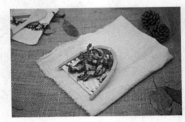

苍术

四、痰瘀痹阻证

临床表现：关节疼痛反复发作，日久不愈，时轻时重，或呈刺痛，固定不移，关节肿大，甚至强直畸形，屈伸不利，皮下结节，或皮色紫暗，脉弦或沉涩。

治法：活血化瘀，化痰散结。

推荐方药：二陈汤合桂枝茯苓丸加减。陈皮、法半夏、茯苓、甘草、桂枝、牡丹皮、桃仁、炒白芥子、土茯苓、萆薢、车前草、金钱草。

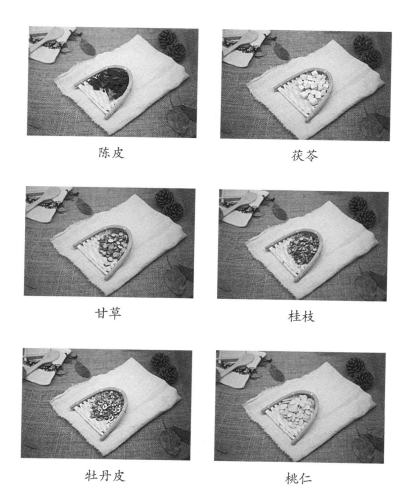

陈皮

茯苓

甘草

桂枝

牡丹皮

桃仁

五、肝肾阴虚证

临床表现：病久屡发，关节痛如被杖，局部关节变形，昼轻夜重，肌肤麻木不仁，步履艰难，筋脉拘急，屈伸不利，头晕耳鸣，颧红口干。舌红少苔，脉弦细或细数。

治法：补益肝肾，舒经通络。

推荐方药：知柏地黄丸加减。知母、黄柏、熟地黄、山茱萸、山药、茯苓、泽泻、牡丹皮、补骨脂、骨碎补、穿山龙、土茯苓、川萆薢、白芍。

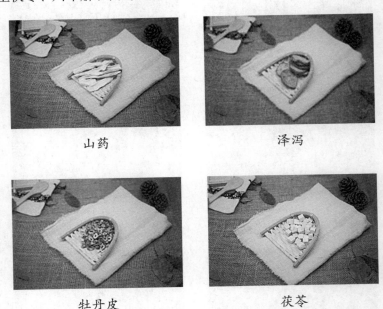

山药　　　　　　　　　　　　泽泻

牡丹皮　　　　　　　　　　　茯苓

中医的临床特色在于辨证论治，由于不同的医家对痛风性关节炎的病因病机认识不同，加之不同地域人群的体质因素各异，所以其所辨别的证候也不尽相同，所以目前关于痛风性关节炎的中医辨证分型尚未统一，临床报道的分型也因人而异。岭南中医医学流派具有传承、地域、务实、兼容特色，是岭南中医风湿学术的源流与基础。广东省中医院风湿科传承与发展了路志正、李济仁、焦树德、朱良春、陈纪藩等多名国医大师及名老专家的中医学术经验，形成了以中医经典理论为导向，中西医交融的具有岭南特色的学术理论体系。

第三节　岭南地区痛风的成因及特点

　　据相关文献总结报道，岭南地处北回归线两侧，是较接近赤道的地带，包括广东、海南及广西地区，可辐射至东南亚部分国家，地理上岭南地卑土薄，阳气开泄，又北倚五岭（大庾岭、骑田岭、都庞岭、荫渚岭、越城岭），南临海洋，属热带亚热带气候，全年日照长、气温高、雨多雾重、湿度大。据气象局资料显示，岭南地区潮湿多雨，平均每年下雨天 153 天，是全国平均降水量的 8 倍。因此，岭南地区除了受海洋性暖湿气流的影响，更受着地表蒸发而来之湿气影响，两"湿"相合，致使岭南地区六淫致病是以"湿邪"为先。《岭南卫生方》提及"岭南既号炎方，而又濒海，地卑而土薄。炎方土薄，故阳燠之气常泄；濒海地卑，故阴湿之气常盛"。接近赤道，纬度偏低，全年日照时间长，人多形体黑瘦，黑瘦人多火；加上全年气温偏高，平均气温均在 20℃以上，阳热之处，容易形成阳热偏盛的体质。长年潮湿，南方属火，火热炎上，湿因火热而蒸腾散发，四季湿气弥漫。岭南人喜食生冷食物、鱼虾海鲜等多湿滋腻之品，易影响脾胃之纳运，易酿成脾虚湿盛、痰湿内蕴的体质。气候炎热，极易损伤人体之津气。另者，肌腠疏松，汗液外泄较多，致使阴津亏耗，气随津脱而形成气阴两虚体质。受岭南独特的地理环境和自然气候条件以及生活方式的影响，岭南人多汗出、勤泳浴，喜食生冷食物、鱼虾海鲜等多湿滋腻之品，形成了或湿热偏盛，或气阴两虚，或脾气虚弱兼有痰湿的体质特征，从而成为痛风及高尿酸血症的重要发病因素及特征。

第四节　中医名家论治痛风

一、国医大师路志正论治痛风

国医大师路志正首先提出，将现代医学的痛风命名为"痛风痹"，以区别于传统医学中痛风的概念，使其更有针对性，便于对其进行治疗和深入系统的研究。

1.病因病机

路老认为痛风痹虽属中医学痹证范畴，但与其他痹证不同，有明显的特征性，好发于青壮年男性，平素多食膏粱厚味、海鲜、动物内脏、辛辣，或沉溺醇酒，以及生活起居没有规律，缺少运动，过于安逸，或先天禀赋不足，脾胃虚弱，导致脾失健运，升清降浊无权，脾虚湿聚，酿湿生热，蕴热成毒，气血壅滞，阻滞经络，流注关节、肌肉，出现红肿热痛，痛不可近；污浊凝涩，血脉瘀阻，形成结节或溃流脂浊，或出现痛风石，日久脾肾两虚，使病情缠绵，反复发作。

2.治疗

路志正教授认为，痛风痹的病因源于饮食将息失宜，起于中焦脾胃，痰湿浊毒瘀阻所致，故治疗首当注意调整平时的生活习惯，禁忌膏粱厚腻之品，药物以健脾祛湿为主，同时配合疏风泄浊、清热解毒、活血通络等不同治法，常以三妙散加味。药物组成：炒苍术12g、炒白术12g、黄柏10g、生薏苡仁30g、炒薏苡仁30g、炒杏仁9g、藿香12g、金雀根30g、萆薢15g、土茯苓15g、虎杖15g、蚕沙（包煎）15g、炒防风12g、炒防己15g、益母草30g、车前草15g、泽泻10g、鸡血藤 15g、青风藤 12g。

对于痛风急性期，路老认为当治其标，故可用清热祛湿、活血通络之法，则痛、肿可消，方药：痛风冲剂一号（黄柏、生薏苡仁、丹参、虎杖、青风藤、益母草、防己、川牛膝、豨莶草、秦艽、威灵仙等）；慢性期治法则为健脾益气，补肾通络，疏风定痛，方药：痛风冲剂二号（黄芪、丹参、防己、青风藤、鸡血藤、赤芍、桂枝、炒白术、茯苓、泽泻、络石藤、防己、萆薢等）。

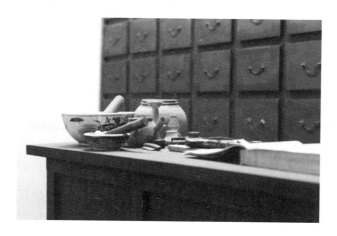

二、国医大师李济仁论治痛风

国医大师李济仁教授痹证诊治大法以"八纲辨证，重视寒热"为主导。李教授学术总结相关文献提示：痛风急性发作期以"热痹"表现为主，治疗上，热痹主症为关节肌肉红肿热痛，其痛及皮、及骨，轻按、重按均不可耐，运动障碍，特点是关节疼痛得冷则舒，舌质红，苔黄厚而干，脉数，也有偏风、偏湿、纯热之不同。他指出痹证的治疗原则以"通"为主，内服药物宜"通""补"结合，多治养结合，从"寒""热"入手，认为虚、瘀、痰是痹证的主要病理因素，注重"固本培元""未病先防""既病防变"。

痛风治疗中，李老常用中药多以清热健脾祛湿、通痹止痛为主，并兼顾补虚。李济仁教授认为土茯苓治疗痛风效果显著，用量宜大。临床治疗以自拟清络饮为主，其组成为苦参、青风藤、黄柏等；偏阴虚者，多用清络饮加地骨皮、牡丹皮、丹参；偏风者，加羌活、独活、防风、川芎；偏湿者，加防己、泽泻等。

三、国医大师朱良春论治痛风

国医大师朱良春对内科杂病的诊治具有丰富的经验，提出对时兴热病应"先发制病"，痹证具有"久痛多瘀，久痛入络，久病多虚，久病及肾"之特点。他博采众长、精研探索，首倡"浊瘀痹"为痛风之中医病名，并创立了"泄浊化瘀、调益脾胃"的治疗大法。

1. 病因病机

朱老认为痛风"症似风而本非风"，受寒湿虽是其诱因之一，然非主因，湿浊瘀滞内阻才是其主要病机，并且湿浊之邪生之于内，患者多为形体丰腴痰湿之体，并有嗜酒、喜嗜肉食之好，导致脏腑功能失调，升清降浊无权，痰湿滞阻于血脉之中，难以泄化，与血相结为浊瘀，滞留于经脉而发病；若郁闭化热，聚而成毒，损及脾肾，初则腰痛、尿血，久则壅塞三焦，而成"关格"危候。

2. 治疗

朱老治疗痛风恪守"泄化浊瘀"法则，并择时调益脾肾，标本施治，急性期泄化浊瘀，可以排泄尿酸，消肿止痛；慢性期和间歇期，在此基础上配合调益脾肾，可以恢复和激发机体整体的功能，达到抑制尿酸生成的效果，两者共起降低尿酸、改善内环境的作用。据文献总结提示朱老治疗痛风的用药经验为：①土茯苓＋萆薢（主药）：可使血尿酸降低，关节肿痛缓解；②土茯苓：泄浊解毒，健胃燥湿，通利关节；③萆薢：分清泄浊，祛风湿，善治风湿顽痹；④威灵仙：通络止痛，溶解尿酸；⑤桃仁、红花、当归、鸡血藤：活血化瘀、推陈出新；⑥豨莶草：直入至阴，导其湿热，平肝化瘀，通其经络；⑦薏苡仁、泽泻：泄浊利尿，排泄尿酸；⑧徐长卿：善于祛风止痛，解毒消肿，和血通络。朱老强调，痹证日久，邪气久羁，深入精髓骨骱，气血凝滞不行，湿痰瘀浊胶固，非草木之品所能宣透，必借虫蚁之类搜剔窜透，故常以乌梢蛇、地龙等虫类药入药。

四、全国名老中医焦树德论治痛风

全国名老中医焦树德教授强调痛风的发病与脾肾功能失调有关。据相关文献总结如下：焦教授认为脾主运化和布精，脾的运化功能正常，水谷精微物质化生有源，并通过布精作用输布周身，营养机体。若平素饮食不节，嗜食肥甘厚味，饮酒无度，而致脾失健运，津液代谢失常，水谷不化精而反化浊，则湿热浊邪内生。肾者水脏，主津液，司开合，为气化之本，一旦气化失职，开阖不利，水液的输布调节失常，清津不能运化，浊阴不得排泄，水湿停滞，便酿为痰浊。湿浊伏邪储留于三焦血脉之中，流布于骨节、肌腠、筋膜，闭塞经络；或饮食不节、酗酒厚味，或偏感风寒外邪，或因外伤，则伏邪痹阻经脉，气血运行不畅而发为痛风。湿性重浊，故发病之初多在足部及下肢，病久则波及上肢。痹证日久，气机不利，血行不畅，肝失疏泄，津液停聚，酿生痰瘀；肾主骨，生髓，肾虚则髓海不充，以致骨质破坏、关节畸形；血瘀痰阻，则变症多发，故本病又有别于一般痹证。治疗方面，焦老善用上中下通用痛风汤，其认为痛风有寒、有湿、有热、有痰，有血之不同，此为通治，常用药物有二妙散、桃仁、红花、川芎、制南星、威灵仙、羌活、防己、白芷、龙胆草、炒神曲等。

五、全国首批名老中医专家娄多峰论治痛风

全国首批名老中医专家娄多峰教授在辨治痛风时创新性提出"虚邪瘀"的致病特点，娄老认为痛风的病因病机主要为正气虚、邪气盛、痰浊瘀三方面。针对痛风独特的"虚邪瘀"致病特点，娄教授治疗本病从"虚邪瘀"辨证论治，针对痛风的"虚邪瘀"病因病机确立扶正、祛邪、活血通络的治则。

对于肝肾阴亏型痛风，正虚表现明显患者，娄教授常用养阴活血汤加减（玄参20g，青蒿20g，白薇15g，知母15g，黄芩15g，牡丹皮15g，生地黄20g，赤芍15g，川芎10g，连翘15g，鸡血藤20g，丝瓜络15g，银柴胡20g）。

对于邪实表现明显的患者，他提出先分清邪气属性，湿热痹者投之以清痹汤（忍冬藤60g，败酱草30g，络石藤18g，青风藤60g，土茯苓21g，老鹳草30g，丹参30g，香附15g）。

寒湿痹者治之以通痹汤（当归18g，丹参18g，鸡血藤21g，海风藤18g，透骨草21g，独活18g，钻地风18g，香附21g）。

痰瘀表现明显者，须分清瘀血，痰浊何者为重，瘀血痹为主，以化瘀通痹汤加减为用（当归18g，丹参30g，鸡血藤21g，制乳香9g，制没药9g，延胡索12g，香附12g，透骨草30g）。

痰浊阻滞表现明显者，以二陈汤合身痛逐瘀汤加减（桃仁10g，红花10g，当归12g，川芎15g，没药6g，陈皮10g，五灵脂10g，怀牛膝15g，地龙10g，羌活10g，秦艽15g，生续断30g，土鳖虫10g，香附10g，半夏10g，茯苓15g，生地黄6g）。

六、全国名老中医、岭南中医风湿名家陈纪藩论治痛风

全国名老中医，岭南中医风湿名家陈纪藩教授以"经典回归临床"为理念，勤求古训，广纳新知，结合岭南地理、气候、风土人情特点，充分利用本地药材资源，将仲景学说应用于风湿免疫疾病与内分泌疾病的治疗中，形成了以中医经典理论为导向，具有岭南特色的学术理论体系。陈教授认为痛风属于"痹证"的范畴，他擅长运用《金匮要略》及《黄帝内经》《伤寒论》等经典著作的理法方药进行辨证论治，辨证上主张注重整体，治疗上推崇从本论治，调和阴阳，平补平泻。

1. 病因病机

陈教授认为，虚是风湿病发病的根本内因，多种病邪交错是其病机特点，痛风等风湿病的发生多以人体营卫失调、气血不足、肝肾亏损等为内因，由于先天禀赋不足，导致筋骨失养而空虚，一旦起居饮食稍有不慎，外界的风、寒、湿、热之邪便乘虚而入。对于病机，陈教授认为阴阳失和，虚实互见，寒热错杂，风、寒、热、湿、痰、瘀等多种病邪交错是痛风等风湿病的病机特点。

2. 辨证论治

陈教授提出新痹久痹应分阶段治疗：①痹证初起，湿热痹者，以四妙散为基础，加用姜黄、萆薢、茵陈、宽筋藤、银花藤、七叶莲等；寒湿痹者，用桂枝芍药知母汤与乌头汤合方化裁。②痹证日久，则以四君子汤为基础方，加用鸡血藤、黄芪、川芎、白芍、地黄等益气补血之品。

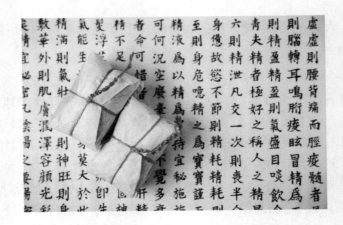

七、岭南中医风湿名家邓兆智论治痛风

岭南中医风湿名家邓兆智教授，致力于风湿病的临床与科研工作 30 余年，特别是运用中医药治疗痛风积累了丰富的临床经验，获得显著的临床疗效。

1. 病因病机

邓教授认为，形成原发性痛风的主要原因在于先天性脾肾功能失调。脾之运化功能减低，则痰浊内生；肾司二便功能失调，则湿浊排泄缓慢量少，以致痰浊内聚，此时感受风寒湿热之邪、劳倦过度、七情所伤，或酗酒食伤，或关节外伤等，则加重并促使痰浊流注关节、肌肉、骨骼，气血运行不畅而形成痹痛。

2. 辨证论治

邓教授长期临证总结发现，痛风多由外感湿热之邪或风寒之邪郁久化热，或内伤肝肾不足或痹证日久，血瘀痰阻所致，她认为，痛风中医证候主要分为湿热痹阻、血瘀痰阻、肝肾亏虚三型。

　　湿热痹阻型主症有关节红肿热痛甚，发病急骤，常用宣痹汤加减（防己 10g，杏仁 10g，滑石 15g，连翘 10g，栀子 6g，薏苡仁 30g，半夏 6g，蚕沙 10g，赤小豆 10g，姜黄 10g，海桐皮 10g）。

　　血瘀痰阻型主症有关节疼痛反复发作，日久不愈，或呈刺痛，固定不移，骨节肿大变形，屈伸不利，痰核硬结（皮下结节），或溃破成瘘管，或皮色不变，或皮色紫黯，常用桃红饮合二陈汤加减（桃仁 15g，红花 10g，当归 12g，川芎 15g，茯苓 15g，陈皮 6g，法半夏 12g，威灵仙 15g，甘草 6g）。

　　肝肾亏虚性主症有关节疼痛，肿胀变形，屈身不利，时缓时急，昼轻夜重，渐趋严重；次症有腰膝酸软，头晕耳鸣，神疲乏力，脉沉细弦或沉弦或细弦，舌淡或有齿痕苔白，常用独活寄生汤加减（独活 15g，桑寄生 20g，杜仲 15g，牛膝 12g，细辛 3g，秦艽 2g，茯苓 15g，肉桂 5g，防风 12g，川芎 15g，党参 20g，当归 12g，白芍 15g，熟地黄 15g，甘草 6g）。

参考文献

［1］吴春艳，王宇.中医对高尿酸血症和痛风的认识及治疗简况［J］.齐齐哈尔医学院学报，2015，36(12)：1812-1813.

［2］国家中医药管理局.中医病证诊断疗效标准［M］.南京：南京大学出版社，1994.

［3］郑筱萸.中药新药临床研究指导原则［M］.北京：中国医药科技出版社，2002.

［4］李君霞，黄闰月，陈秀敏，等.浅谈朱良春教授从"浊瘀"论治痛风的学术思想［J］.成都中医药大学学报，2018，41(4)：75-77+86.

［5］黄智莉，陈纪藩.陈纪藩教授治疗痛风性关节炎的临床经验［J］.湖南中医药大学学报，2019，39(12)：1459-1461.

［6］刘清平，陈宗良.陈纪藩教授治疗痹证经验［J］.四川中医，2001，

19(1)：5-6.

［7］陈光星，徐长春．陈纪藩教授治痹证的特点［J］．广州中医药大学学报，2000，17(2)：178-180.

［8］徐志伟，吴皓萌，刘小斌，等．岭南医学流派的形成与特色［J］．中华中医药杂志，2015，30(7)：2272-2274.

［9］路洁，魏华．路志正教授论治痛风的学术思想［J］．浙江中医药大学学报，2005，29(6)：30-31.

［10］张涵雨．国医大师李济仁对于痹病"异病同治"的数据挖掘分析［D］．芜湖：皖南医学院，2019.

［11］李艳．国医大师李济仁辨治痹与痿学术思想与经验［J］．中国中医基础医学杂志，2012，18(12)：1309-1310.

［12］田华，顾冬梅．朱良春教授治疗痛风性关节炎经验介绍［J］．新中医，2010，42(9)：132-133.

［14］路平，阎小萍．焦树德教授治疗痛风性关节炎经验撷萃［C］//中华中医药学会．中华中医药学会第十六届全国风湿病学术大会论文集．北京：中华中医药学会，2012：432-433.

［15］李满意，娄玉钤．娄多峰治疗痛风经验总结［J］．中华中医药杂志，2019，34(11)：5238-5240.

［16］钟秋生．邓兆智治疗痛风经验［C］//国家中医药管理局、国务院台湾事务办公室．海峡两岸中医药发展大会风湿论文集．北京：中华中医药学会，2009：245-246.

第七章

痛风性关节炎外治疗法

第一节 非侵入性中医特色外治技术

一、中药传统外治法

1. 敷贴法

（1）作用机理：通经活络，直达病所，或提邪而出，或攻而散之。能够辨证配穴，灵活施术，使有防治功效的药物通过皮肤腠理、穴位、经脉而起作用，达到以敷固表、以表托毒、以经通脏、以穴祛邪和扶正强身的目的。

（2）适应证：适用于所有非疮疡性痛风急性发作。

（3）操作要点：将药物制成膏剂或散剂，直接敷贴于患处。

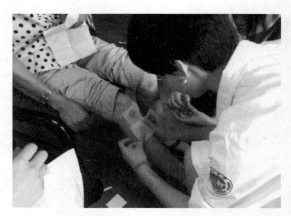

中药敷贴用于患者痛风部位

2.熏洗法

（1）作用机理：借助药力和热力的综合作用，可达到促进腠理疏通、气血流畅，改善局部营养和全身机能的目的。能够开放外周毛细血管网、改善微循环、通达血脉、活血化瘀、发汗利水、排毒的功能，使大量的致痛物质排出体外而达到止痛的目的。

（2）操作要点：辨证论治，选配一定的中药制成水溶液，加热后进行熏蒸、淋洗和浸浴关节等部位。

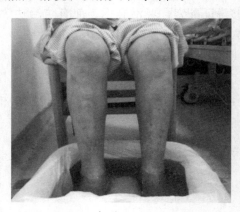

中药熏洗

3. 沐足

（1）作用机理：中药沐足是一种特殊的外治方法，能够治疗全身疾病。足部涌泉等穴位受到药物的刺激可以发挥通畅阳气、温通经络的功效。

（2）操作方法：通过将适量中药放置于适宜温度热水中混合进行足部熏洗。

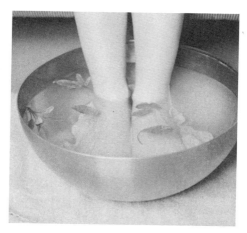

足浴

二、中药现代外治法

1. 中药离子导入

（1）基本原理：利用正负电极在人体外形成一个直流电场，在直流电场中加入带阴阳离子的药物，利用电荷同性相斥和异性相吸的原理，使药物中的阳离子从阳极、阴离子从阴极导入体内，从而达到治疗疾病的目的。优点是病变关节局部药物浓度高、停留时间长和作用持久，并且药物用量小，副作用少。

（2）作用原理

直接作用：直流电作用于身体一定部位时，可直接引起离子浓度的改变、血管舒张等一系列的变化。

神经反射作用：在大多数情况下，直流电离子导入疗法是通过神经反射而发挥治疗作用的。直流电和药物刺激皮肤或黏膜的神经末梢，可通过反射作用产生相应的反应。

体液作用：导入体内的药物可进入血液及淋巴液，引起远隔脏器或全身的反应。

（3）适应证：痛风引起的各种局部关节、肌肉、皮肤肿痛；无法口服时穴位给药。

（4）禁忌证：恶性血液系统疾病、恶性肿瘤、急性湿疹以及对电流不能耐受者。对皮肤感觉障碍的患者，治疗时要谨慎从事，以免引起灼伤。

（5）操作要点：①患者取舒适体位，暴露治疗部位；②将浸润有药液的棉垫拧干、展平后直接放置于治疗部位；③在浸润棉垫上放置电极板，并用沙袋将电极板固定；④检查治疗仪器的输出调节按钮是否在零位，导线的阴阳极和连接极性是否处在正确位置；⑤启动电源开关，缓慢调节电流输出，并根据患者感觉逐渐增加电流强度至治疗量；⑥治疗结束，缓慢将输出调节旋钮调至零位，关闭电源，取下电机，检查皮肤。

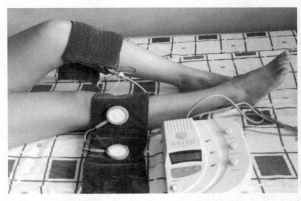

中药离子导入

2. 中频治疗

（1）作用原理：通过高压电流模拟针灸、推拿按摩等功能，起到活血化瘀、消炎镇痛、散寒止痛、通经活络、镇静安神的作用。

（2）适应证：痛风引起的各种关节炎有明显的辅助疗效和保健效果，对软组织扭伤也有一定的止痛效果。

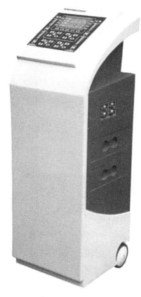

中频治疗仪

第二节　侵入性中医特色外治技术

一、刺血疗法

1. 作用机理

放血祛除邪气而达到和调气血、平衡阴阳和恢复正气的目的。

2. 适应证

适用于"病在血络"的各类疾病，如痛风急性发作期。

3. 禁忌证

邻近重要内脏忌深刺，动脉、大静脉处，血虚阴亏者、孕妇既往习惯性流产者，劳累、饥饱、情绪失常及气血不足者禁刺血。

4. 操作要点

刺血方法主要有络刺、赞刺及豹文刺法，后世又有发展。现代临床刺血，都应在常规消毒后进行；手法宜轻、浅、快、准，深度以 0.1～0.2 寸为宜；一般出血量以数滴至数毫升为宜，但也有多至 30～60mL 者。

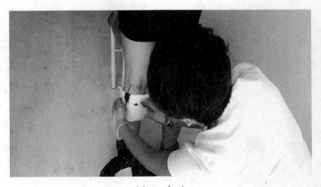

刺血疗法

二、局部注射

1. 部位

穴位、痛点、关节腔（肩关节、膝关节、髋关节）。

2. 作用

发挥药物固有的治疗作用，另一方面通过机体的经络系统，把二者作用最大限度地发挥在机体疾病上，达到较好的治疗效果。能够起到控制疾病病情，尽快改善局部症状，促进关节功能恢复，提高患者生活质量，增加患者治疗信心，减轻患者经济负担及增加社会效益。

3. 药物

正清风痛宁注射液、O_3、糖皮质激素类、碳酸氢钠等。

4. 注射方式

痛点注射（肌肉、附着点、肌腱等）、穴位注射、关节腔内注射。

5. 适应证

各种肌肉软组织肿痛、关节肿痛，如痛风、类风湿关节炎、结缔组织病等。

6. 关节腔内注意事项

（1）注射点应选择在伸肌侧的表面，避免损伤屈肌腱侧的神经和血管。关节所处的最佳体位应该达到关节囊拉长、关节面分离、关节腔容积最大的效果，甚至为了便于注射，可以做关节牵引。

（2）安慰患者，消除恐惧心理，局部麻醉后穿刺注射。

（3）注射药物前将关节内积液抽净，避免药物稀释影响疗效。

（4）进针不能有阻力，无痛穿透关节囊后有突破落空感，回抽有滑液，证明进针已入腔内。

（5）注射结束后，被动或主动活动关节，促进药物分布。

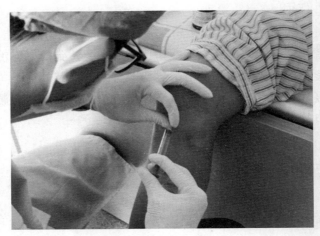

局部注射

7. 关节腔内注射相对禁忌证

（1）关节局部或全身感染。

（2）凝血功能障碍。

（3）严重的关节变形或关节畸形。

（4）化脓性关节炎，除 O_3、抗生素、生理盐水、$NaHCO_3$ 外其他药物禁忌。

三、经筋针刀

1. 适应证

（1）各种风湿病关节顽固性肿痛：痛风、类风湿关节炎、强直性脊柱炎、骨性关节炎等。

（2）局部难治性的神经、肌肉、韧带病变：腰椎病、肩周炎、痛风性关节炎、感染性关节炎（关节内清理坏死组织，置管冲洗）、慢性关节炎。

2. 禁忌证

（1）严重内脏病的发作期。

（2）施术部位有皮肤感染、肌肉坏死者。

（3）施术部位有红肿、灼热，或在深部有脓肿者。

（4）施术部位有重要神经血管或有重要脏器而施术时无法避开者。

（5）凝血机制不良或有其他出血倾向者。

（6）体质极度虚弱不能耐受手术者。

（7）血压较高且情绪紧张者。

3. 操作方法

（1）直刺拨法：针刀与皮肤成 90°角，直刺入深筋膜，针刀刃方向与所进肌肉长轴方向平行，适于筋膜在骨面的附着点损伤的治疗

（2）斜刺拨法：与皮肤呈 45°角，倾斜刺入筋膜，在结节或条索处拨刺，适于不宜直刺、深刺的部位，如深筋膜；肌束、腱膜等损伤，如斜方肌筋膜炎、肩胛提肌筋膜炎等。

4. 注意事项

（1）熟悉解剖：提高操作的准确性和提高疗效。

（2）选穴准确：选择阿是穴作为治疗点的一定要找准痛点的中心进针，进针时保持垂直（非痛点取穴可以灵活选择进针方式），如偏斜须心中有数，否则易损伤非病变组织。

（3）无菌操作：特别是做深部治疗，重要关节如膝、髋、肘、颈等部位的关节深处切割时尤当注意。必要时可在局部盖无菌洞巾，或在无菌手术室内进行。对于身体的其他部位只要注意无菌操作便可。

（4）进针迅捷：可以减轻进针带来的疼痛。在深部进行铲剥、横剥、纵剥等法剥离操作时，手法宜轻，不然会加重疼痛，

甚或损伤周围的组织。在关节处做纵向切剥时，注意不要损伤或切断韧带、肌腱等。

（5）配合手法：术后创伤不太重的治疗点可局部按摩，促进血液循环和防止术后出血粘连。

（6）注意宣教：疼痛易复发，多与病人的生活习惯、走路姿势、工作姿势等造成复发；手术解除了局部粘连，但术后创面因缺乏局部运动而造成粘连；局部再次遭受风、寒、湿邪的侵袭所致。因此，须注意宣教。

第三节　现代医学外治技术

一、三氧针刀

1. 适应证

痛风局部关节的肿胀、疼痛；局部软组织疼痛。

2. 原理

具有化学止痛、消炎的作用；气体的压力分布起到针刀松解、疏离作用；纯氧改善炎症细胞缺氧状态。

3. 操作

取 O_3/O_2 混合气体 15～20mL，局部注射于关节腔内或软组织内。

4. 注意事项

具体 O_3 浓度、流速及总量根据病情调整。注射完毕后，无菌棉球按压片刻，轻柔按摩关节腔。

二、三氧负压杯吸引

1. 适应证

适用于痛风引起肢体局部溃疡、溃烂等。

2. 操作要点

（1）一端接肢体，另一端接负压杯。

（2）局部无菌换药后选择负压模式。

（3）供气浓度 20 ～ 30μg/mL；时间 20 ～ 30 分钟。

三、痛风石外治技术——超微创针刀镜

1. 简介

微创针刀镜系统是在挖掘传统医学经典《黄帝内经》中关于经筋与痹证关系的理论，应用"横络解结法"治疗风湿病，并结合现代内窥镜技术研发而出的，是针刀与内镜的结合体，是可视针刀；具有微创、可视、安全、易学易用的特点。

2. 适应证

（1）用于诊断：痛风石及原因不明的关节炎，可以直视滑膜、软骨等活检病理。

（2）治疗：炎性物质清除、痛风石清理、异物清除、滑膜刨削、狭窄关节腔扩张等。

3. 禁忌证

发烧、严重心肺功能不全、重度高血压、糖尿病、施术部位感染、皮肤病、传染病、血友病、孕妇、药物过敏者以及其他不宜者忌手术治疗。

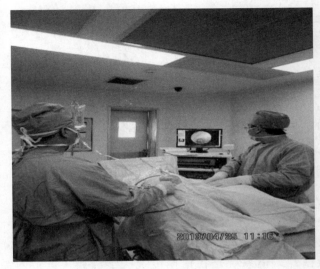

超微创针刀镜治疗

痛风的科学管理

第一节　痛风的饮食管理

一、限制嘌呤摄入量

血尿酸浓度的升高是痛风发作的危险因素。嘌呤摄入过多可引起血尿酸水平升高，故应根据病情限制嘌呤食物，痛风急性期每日控制在 150mg 以下。严格限制嘌呤含量＞150mg/100g 的食物，如动物的内脏、贝壳类、浓肉汤、沙丁鱼、凤尾鱼等；限制选用嘌呤含量＞75mg/100g 的食物，如猪肉、牛肉、鲤鱼、虾、黄豆、豆芽等；可自由选用嘌呤含量少的食物，如精米、面条、乳制品、蛋类、水果类等。常见食物嘌呤含量见表 8-1：

表 8-1　常见食物嘌呤含量等级列表

嘌呤含量	食物类别	食物清单
超高嘌呤食物 嘌呤含量 >150 毫克 /100 克	动物内脏	肝、肾、脑、脾、肠等
	部分水产品	带鱼、鲶鱼、鲢鱼、鲱鱼、沙丁鱼、凤尾鱼、基围虾等
	部分汤	浓肉汤、浓鱼汤、海鲜火锅汤等
中高嘌呤食物 嘌呤含量在 75 ～ 150 毫克 /100 克之间	各种畜肉	猪肉、牛肉、羊肉、驴肉等
	禽肉	鸡、鸭等
	部分鱼类	鲈鱼、鲤鱼、鲫鱼、草鱼等
	甲壳类	牡蛎肉、贝肉、螃蟹等
	干豆类	黄豆、黑豆、绿豆等
中低嘌呤食物 嘌呤含量在 30 ～ 75 毫克 /100 克之间	深绿色嫩茎叶蔬菜	菠菜等绿叶菜、芦笋等嫩茎
	花类蔬菜	白色菜花等
	嫩豆类蔬菜	毛豆、嫩豌豆等
	部分水产类	三文鱼、金枪鱼等
	大豆制品	豆浆、豆干、豆皮、腐竹、豆腐等
低嘌呤食物 嘌呤含量 <30 毫克 /100 克	奶类	牛奶等
	蛋类	鸡蛋等
	浅色叶菜	大白菜等
	根茎类蔬菜	土豆、芋头、白薯、木薯等
	茄果类蔬菜	番茄、茄子等
	瓜类蔬菜	冬瓜等
	部分杂粮	小米、荞麦、燕麦等
	水果	葡萄、苹果、草莓等
	精米白面	米饭、馒头等

二、控制总能量摄入，保持适宜体重

能量给予应根据实际情况而定，一般每日总热量按理想体重 20 ～ 25kcal/kg 计算。超重或肥胖患者，应减轻体重，每周减少 0.5 ～ 1.0kg 为宜。减轻体重须循序渐进，减重过快可诱发酮症或痛风急性发作。

三、合理分配三大营养

1. 碳水化合物

碳水化合物应占总热量的 50% ～ 60%，包括谷、薯、蔬菜和水果等，果糖应适量。合并糖尿病者应给予糖尿病饮食。

2. 蛋白质

蛋白质应占总热量的 15% ～ 20%，通常为 0.8 ～ 1.0g/(kcal·d)。主要选用牛奶、奶酪、脱脂奶粉和蛋类。合并肾功能不全者，根据其肾功能情况给予优质低蛋白质饮食。

3. 脂肪

脂肪应占总热量的 20% ～ 30%，每日脂肪（包括食物中的脂肪和烹调植物油）在 50g 以内，其中饱和、单不饱和、多不饱和脂肪酸比例为 1:1:1。超重或肥胖者、合并高脂血症者应限制脂肪摄入。

四、多供给蔬菜和水果等素食

蔬菜和水果多属碱性食物，可增加机体碱储量，提高尿酸盐的溶解度，有利于尿酸排出，防止结石。蔬菜和水果中富含维生素 C，可促进尿酸排泄。建议每日摄入蔬菜 1000g，水果 500g。

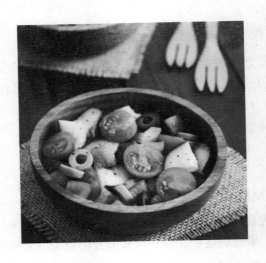

五、多饮水

饮水量应在 2000 ～ 3000mL/d。为防止夜尿浓缩，夜间亦可补充水分。饮水以普通开水、矿泉水、淡茶水、蔬菜汁、鲜果汁等为宜。液体入量充足，有利于尿酸排出，预防尿酸肾结石。心肾功能不全时，水分宜适量。

六、戒烟酒

酒精可增加体内尿酸生成并抑制肾脏的尿酸排泄。酗酒和饥饿往往是痛风性关节炎急性发作的诱因，因此，痛风患者不宜饮酒，尤应限制啤酒。

七、禁用刺激性食品

禁用强刺激性香料及调味品。茶碱和咖啡因在体内代谢形成甲基尿酸盐，不沉淀在痛风石里且不会升高血尿酸，所以不需要严格限制。

第二节 痛风的运动管理

运动治疗是稳定病情和预防痛风复发必不可少的措施之一，适用于无症状高尿酸血症及缓解期患者。

一、运动治疗的目的

在痛风及高尿酸血症的管理中，运动与饮食、饮水治疗同样重要。主要表现在：

1. 适当的体育锻炼可以稳定病情和增强药物治疗的疗效。

2. 运动可以消耗剩余的热量，增加代谢，有利于保持正常体重，降低血糖、血脂，以及促进尿酸的排泄。

3. 减缓关节疼痛、防止关节挛缩及肌肉废用性萎缩。

二、运动治疗的标准

1. 针对患者的体质状况制定特异性锻炼方案。

2. 运动以舒缓、中等强度、可持续、有氧运动、耐力运动为宜。

3. 保证运动的安全，防止运动过度或运动姿势错误导致运动损伤，特别是关节损伤。

三、运动指导

1. 痛风急性期应卧床休息，抬高患肢，避免负重。关节疼痛缓解 72 小时后恢复活动。

2. 运动应由低强度开始，逐步过渡到中强度运动；体质较好的可以适当加大运动量 但一定要以中等运动强度为主，避免剧烈的腿部运动，运动后关节痛超过 1 ～ 2 小时，应暂时停止此项活动。

3. 每周运动 3 ～ 4 次，每次 0.5 ～ 1 小时，最好选择在午睡后至晚饭前的时间。

4. 运动方式优先选择有氧运动，如散步、慢跑、太极拳、气功、五禽戏、八段锦、广播操、快步走、乒乓球等。

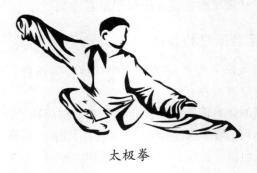

太极拳

5. 不宜参加剧烈运动和长时间的体育活动，如登山、长跑等，防止大汗淋漓。

6. 使用大肌肉群，肩关节、膝关节、髋关节的运动优于指间关节的运动，即能肩扛便不手提，能用手臂时不要用手指等。

第三节　痛风的生活方式管理

2017 年高尿酸血症相关疾病诊疗多学科共识专家组形成《中国高尿酸血症相关疾病诊疗多学科专家共识》，其中对痛风及高尿酸血症群体的日常生活方式管理提出了详细的推荐意见：

1. 提倡均衡饮食，限制每日总热量摄入，控制饮食中嘌呤含量。以低嘌呤饮食为主（表 8-2），严格限制动物内脏、海产品和肉类等高嘌呤食物的摄入。富含嘌呤的蔬菜（莴笋、菠菜、蘑菇、菜花等）、豆类及豆制品与 HUA 及痛风发作无明显相关性。鼓励患者多食用新鲜蔬菜，适量食用豆类及豆制品（肾功能不全者须在专科医生指导下食用）。

表8-2 高尿酸血症的饮食建议

饮食建议	食物种类
鼓励食用	蔬菜；低脂、脱脂奶及其制品；鸡蛋
限制食用	牛肉、羊肉、猪肉、富含嘌呤的海鲜；调味糖、甜点、调味盐（酱油和调味汁）；红酒、果酒
避免食用	果糖饮料；动物内脏；黄酒、啤酒、白酒

2. 大量饮水可缩短痛风发作的持续时间，减轻症状。心肾功能正常者须维持适当的体内水分，多饮水，维持每日尿量2000～3000mL。可饮用牛奶及乳制品（尤其是脱脂奶和低热量酸奶），避免饮用可乐、橙汁、苹果汁等含果糖饮料或含糖软饮料。咖啡与高尿酸血症及痛风的关系尚无定论，有研究显示饮用咖啡不增加高尿酸血症的风险，并可能降低发生痛风的风险。

3. 水果因富含钾元素及维生素C，可降低痛风发作风险。高尿酸血症患者可食用含果糖较少的水果，如樱桃、草莓、菠萝、西瓜、桃子等。

4. 酒精摄入可增加高尿酸血症患者痛风发作风险。相关文献报道：酒精摄入量与痛风的发病风险呈剂量效应关系。高尿酸血症患者应当限制酒精摄入，禁饮黄酒、啤酒和白酒。红酒是否增加血尿酸水平存在争议。

5. 肥胖增加高尿酸血症患者发生痛风的风险，减轻体重可有效降低血尿酸水平。建议高尿酸血症患者将体重控制在正常范围（BMI18.5～23.9kg/m^2）。

6. 规律运动可降低痛风发作次数，减少高尿酸血症患者相关死亡风险。鼓励高尿酸血症患者坚持适量运动，建议每周至少进行150分钟(30分钟/天×5天/周)中等强度〔运动时心

率在 (220– 年龄)×(50% ～ 70%) 范围内] 的有氧运动。运动中应当避免剧烈运动或突然受凉诱发痛风发作。

7. 吸烟或被动吸烟增加高尿酸血症和痛风的发病风险，应当戒烟、避免被动吸烟。

第四节　痛风的三级预防策略

痛风已成为现代社会的流行病，相应科学的三级预防方法也日益受到人们的重视。

一、痛风的一级预防

针对易发痛风的危险因素进行预防，预防对象是痛风家族史直系亲属、体力活动少、嗜酒、营养过剩和肥胖者，以及体检发现血尿酸偏高的高尿酸血症患者。

痛风的发生除与遗传、年龄等有关外，还与环境因素密切相关，如饮食习惯、营养状况、工作及生活条件、体力活动、职业等。前者属于不能改变的因素，后者则可以通过个人努力加以调整，即通过改变这些环境因素来减少痛风的发生。主要是养成健康的饮食习惯，保持体液的"酸碱"平衡，减少体内尿酸的生成，多素少荤，始终保持体液的弱"碱"性，多饮水。节假日期间，不可暴饮暴食，避免营养过剩及肥胖，保持理想体重。远离吸烟、酗酒等不良嗜好。注意劳逸结合，长期从事脑力劳动者，每日应参加一定的体力活动，使脑力活动和体力活动交替进行，并持之以恒。合理安排生活，生活要有规律及节制，同时培养乐观主义精神，经常参加文娱及体育活动。定期体格检查，体格检查对预防痛风非常重要，尤其是 40 岁以上者或肥胖者，应每 1 ～ 2 年做一次体格检查，包括血尿酸测定，以早期发现高尿酸血症患者，防止向痛风发展。

二、痛风的二级预防

指对已发生痛风的患者做到早诊断，并及时进行全面的、系统的治疗，以防止其病情加重及发生并发症。

对早期确诊的痛风病患者首先禁止进食海鲜、肉类，尤其是动物内脏等高嘌呤食物。戒除酒类，摄入充足的水分，应选用 pH 值为 7 的矿泉水或普通自来水，多饮水可以增加尿酸盐结晶的溶解及尿酸的排泄。对于红肿疼痛较重的患者，应使用镇痛消炎类药物，如秋水仙碱或非甾体类抗炎药物，防止其病情加重及发生并发症，待主症控制后，再进行适当的体育锻炼，其间仍配合饮食控制，多饮水和碱化尿液等措施，可有效地预防尿酸性尿路结石和皮下痛风石的形成。

三、痛风的三级预防

一是预防痛风并发症的发生和发展，以提高痛风患者的生活质量。尿酸性肾病是痛风常见的一种并发症，也是痛风最常见的死亡原因。尿酸增高是引起尿酸性肾病的基础，控制血尿酸是预防尿酸性肾病的前提。故须选择有效的降尿酸药物，使血尿酸维持在正常水平。服药期间须定期检查肝功能、血常规，如发现异常应立即停药。

二是控制血压。高血压会引起或者加重肾脏损害，而痛风患者多伴有血压增高，故须严格控制高血压。可选择的降压药有血管紧张素转换酶抑制剂，或血管紧张素 Ⅱ 受体阻滞剂，血管紧张素转换酶抑制剂对肾脏有保护作用，能降低肾小球囊内压，减少尿蛋白，防止肾小球基底膜增厚，同时可降低血压。

三是要治疗尿路感染，做到早治疗。

四是要调整饮食结构。尿酸性肾病患者应坚持低盐饮食，以降低高血压，减轻浮肿。如已有肾功能损害，应将蛋白质摄入量控制在每日每千克体重 0.5 ～ 0.8g 左右。同时选用高生物效价的优质蛋白质，如鸡蛋、牛奶等。

参考文献

［1］高尿酸血症相关疾病诊疗多学科共识专家组 . 中国高尿酸血症相关疾病诊疗多学科专家共识［J］. 中华内科杂志，2017，56(3)：235-248.

黄清春教授论治痛风经验

第一节 中西医结合论治痛风

黄清春教授主张采用西医分期与中医辨证思路相结合的中西医结合的方法来治疗痛风及高尿酸血症。他深入研究岭南地域的人群体质特征与气候特点，在继承与发扬岭南中医名家学术经验的基础上，重视岭南特有之中草药的临床应用，利用现代医学的先进技术，充分发挥中西医各自的治疗优势，在痛风及高尿酸血症的治疗方面形成具有岭南中医风湿特色的中西医交融学术理念。

黄教授临床治疗痛风及高尿酸血症，主张痛风急性活动期以西药多联用药为主，中医药辨证治疗为辅，结合中医特色外治法，以求尽快控制病情；痛风缓解期及高尿酸血症患者则以中医药辨证治疗为主导，配合低剂量西药维持治疗，重视患者日常管理，实现血尿酸长期达标治疗，改善患者预后。

一、急性发作期痛风的中西医结合治疗

痛风急性发作期临床表现：发作前可无征兆，典型表现为于深夜被关节痛惊醒，疼痛进行性加剧，在 12 小时左右达到高峰，呈撕裂样、刀割样或咬噬样，难以忍受。受累关节红肿灼热，皮肤紧绷，触痛明显，功能受限。多于数天或 2 周内自行缓解，恢复正常。首次发作多侵犯单关节，而 50% 以上发生在第一跖趾关节，在以后的病程中，90% 的患者都会累及该部位，除此之外，足背、足跟、踝、膝等关节也可受累。部分患者还可能伴有发热、寒战、头痛、心悸、恶心等全身症状，并伴有白细胞升高、红细胞沉降率增快。

1. 痛风急性发作期控制关节炎症药物

痛风急性发作期治疗目的是迅速控制关节炎症，缓解临床症状。西医用药治疗方面，黄清春教授遵循国际痛风性关节炎治疗推荐管理意见，以秋水仙碱及非甾体抗炎药（NSAIDs）作为关节炎急性发作期的一线用药，对于合并肾功能受损或消化道溃疡等用药禁忌的患者，或者上述药物治疗效果不理想的患者，则选用小剂量糖皮质激素进行替代治疗，以便尽快控制关节炎症。

（1）秋水仙碱：秋水仙是一种百合科秋水仙属植物，鳞茎可以入药，具有散寒、镇痛、抗癌的作用，主治癌症、痛风。而秋水仙碱是秋水仙中提取的化合物。自 20 世纪 30 年代，秋水仙碱开始被广泛应用于痛风的治疗。秋水仙碱能够干扰关节炎局部吞噬尿酸盐的白细胞和滑膜细胞的趋化性，以停止或减少化学因子的分泌，终止炎症发作。但秋水仙碱的治疗剂量和中毒剂量十分相近，不良反应多，黄教授临证用药一向以中病即止为原则，强调用药的安全性，若秋水仙碱试用期间有恶心、

呕吐、腹泻、腹痛等胃肠道反应，症状出现时应立即停药；少数患者可出现肝功能异常，若转氨酶升高超过正常值 2 倍时须停药；肾脏损害可见血尿、少尿、肾功能异常，肾功能损害患者须酌情减量：eGFR 为 35 ～ 49mL/(min · 1.73m^2) 时每日最大剂量 0.5mg；eGFR 为 10 ～ 34mL/(min · 1.73m^2) 时每次最大剂量 0.5mg，隔日 1 次；eGFR ＜ 10mL/(min · 1.73m^2) 或透析患者禁用。黄教授指出，临床少部分患者使用秋水仙碱期间可能会出现骨髓抑制，因此，使用时要注意监测血常规。

（2）非甾体抗炎药（NSAIDs）：口服药物有双氯芬酸钠、塞来昔布、依托考昔等，在临床应用中常用作镇痛药，其镇痛作用主要在外周，是通过抑制局部的前列腺素（PG）合成而实现的，具有阻止血小板聚集的作用，可作为控制急性痛风性关节炎的首选药物。NSAIDs 对缓解患者的关节肿痛、改善全身症状有重要作用。其主要不良反应包括胃肠道症状、肝肾功能损害以及可能增加的心血管不良事件。根据现有的循证医学证据和专家共识，NSAIDs 使用中应注意以下几点：①注重 NSAIDs 的种类、剂量和剂型的个体化；②尽可能用最低有效量、短疗程；③一般先选用一种 NSAIDs 并使用常规用量，服用数日至1 周无明显疗效时应加到足量，如仍然无效则更换另一种制剂，注意避免同时服用 2 种或 2 种以上 NSAIDs；④对有消化性溃疡病史者，宜用选择性 COX-2 抑制剂或其他 NSAIDs 加质子泵抑制剂；⑤老年人可选用半衰期短或较小剂量的 NSAIDs；⑥心血管高危人群应谨慎选用 NSAIDs，如需使用，建议选用对乙酰氨基酚或萘普生；⑦肾功能不全者应慎用 NSAIDs；⑧注意血常规和肝肾功能定期监测。NSAIDs 的外用制剂（如双氯芬酸二乙胺乳胶剂、辣椒碱膏、酮洛芬凝胶、吡罗昔康贴剂等）以及植物药膏剂等对缓解关节肿痛有一定作用，避免了口服用药对胃肠道的损伤，其不良反应发生较少，推荐用于疼痛剧烈经口服用药缓解不明显的痛风患者。

（3）糖皮质激素：如醋酸泼尼松、甲泼尼龙等，治疗急性痛风有明显的疗效。可用于急性痛风性关节炎发作使用 NSAIDs 药物无效、不能耐受 NSAIDs、秋水仙碱或肾功能不全者。单关节或少关节的急性发作，可行关节腔抽液和注射长效糖皮质激素，以减少药物的全身反应，但必须注重无菌操作，避免感染。对于多关节或严重的急性发作可口服、肌肉注射、静脉使用中小剂量的糖皮质激素，如口服泼尼松 20 ～ 30mg。而为避免停用激素药物后症状"反跳"，停药时可加用小剂量秋水仙碱或 NSAIDs。激素治疗痛风的原则是小剂量、短疗程。在激素治疗过程中，应补充钙剂和维生素 D。

2. 痛风急性发作期降尿酸药物

黄教授认为痛风急性发作期在迅速控制关节炎症、缓解临床症状的同时，还须进行积极的降尿酸治疗。既往的痛风诊疗与管理推荐意见中，痛风急性发作期不建议使用降尿酸药物，但随着临床证据与诊疗观念的改变，目前痛风急性发作期也推荐降尿酸药物治疗。临床上常用的降尿酸药物包括抑制尿酸合成和促进尿酸排泄两类，须根据病因、并发症及肝、肾功能选择药物。

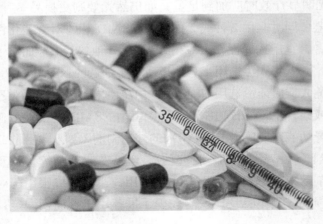

（1）抑制尿酸生成药物：该类药物通过抑制黄嘌呤氧化酶活性，减少尿酸合成。黄教授临床常用药物为别嘌醇和非布司他。①别嘌醇：药物使用说明中建议成人初始剂量 50 ～ 100mg/d，每 2 ～ 5 周测血尿酸水平 1 次，未达标患者每次可递增 50 ～ 100mg，最大剂量 600mg/d。肾功能不全患者起始剂量每日不超过 1.5mg/eGFR(估算的肾小球滤过率)。G3 ～ 4 期患者推荐剂量为 50 ～ 100mg/ 天；G5 期患者禁用。在国际的降尿酸治疗策略中，别嘌醇作为抑制尿酸生成药的经典代表，也是降尿酸治疗的一线用药，但因其具有 HLA–B*5801 基因相关性，在亚裔群体中容易导致迟发的、致死性剥脱性皮炎等超敏反应综合征，故从用药安全性进行考虑，黄教授在临床一线治疗中抑制尿酸生成药物较为推荐非布司他。②非布司他片：这是目前一种新型选择性黄嘌呤氧化酶抑制剂。根据药物说明，初始剂量 20 ～ 40mg/d，2 ～ 5 周后血尿酸不达标者，逐渐加量，最大剂量 80mg/d。因其主要通过肝脏清除，对于肾功能不全和肾移植患者具有较高的安全性，轻中度肾功能不全（G1 ～ G3 期）患者无须调整剂量，重度肾功能不全（G4 ～ G5 期）患者慎用。其用药不良反应常见，包括肝功能损害、恶心、皮疹等。非布司他作为一种新的强效选择性黄嘌呤氧化酶抑制剂，它主要在肝脏中通过葡醛内酯的形成和氧化代谢，但在肾脏中不代谢，因此，适合用于肾功能受损患者，为临床高尿酸血症及痛风性关节炎降尿酸的治疗提供了新的用药选择。然而随着临床一线观察资料及数据的丰富与增加，其长期用药导致的肝毒性及心血管风险问题也日渐引起关注，尤其是合并心血管基础疾病的痛风病人，用药期间建议定期进行心血管风险的评估，及时调整用药方案。

（2）促尿酸排泄药物：该类药物主要通过抑制肾小管重吸收，增加尿酸排泄，从而降低血尿酸。主要用于尿酸排泄减少型患者，以及对别嘌醇过敏或疗效不佳的患者。若肾功能异常则会影响其疗效。由于这类药物可使尿液中尿酸含量增高，一般慎用于存在尿路结石或慢性尿酸盐肾病的患者。急性尿酸性肾病更是禁用的。国内对高尿酸血症患者的病因分析中，以24小时尿尿酸量 < 3.6mmol 定为尿酸排泄减少型，结果提示我国 76% 原发性高尿酸血症和 74% 继发性高尿酸血症患者均属于尿酸排泄减少型。目前上市的促尿酸排泄药物主要是苯溴马隆与丙磺舒。丙磺舒在肾脏功能轻度下降（肌酐清除率小于50mL/min）的情况下难以发挥降尿酸的疗效，而苯溴马隆对肾功能轻度下降病人群有效，故在国内苯溴马隆作为促排药被广泛用于痛风性关节炎降尿酸治疗。苯溴马隆通过抑制肾小管尿酸转运蛋白 1（URAT1），抑制肾小管尿酸重吸收而促进尿酸排泄，降低血尿酸水平。根据用药说明：苯溴马隆成人起始剂量为 25 ～ 50mg/d，2 ～ 5 周后根据血尿酸水平调整剂量至 75mg/d 或 100mg/d，早餐后服用；可用于轻中度肾功能异常或肾移植患者，eGFR 为 20 ～ 60mL/(min · 1.73m^2) 患者推荐 50mg/d。eGFR < 20mL/(min · 1.73m^2) 或尿酸性肾结石患者禁用。服用期间须碱化尿液，将尿液 pH 值调整至 6.2 ～ 6.9，心肾功能正常者维持尿量 2000mL 以上。其常见不良反应有胃肠不适、腹泻、皮疹和肝功能损害等。

3. 痛风急性发作期碱化尿液药物

对于急性期痛风患者除了抗炎止痛、降尿酸处理，黄教授建议需要重视碱化尿液治疗。国际与国内痛风诊疗及管理推荐意见指出，接受降尿酸药物尤其是促尿酸排泄药物治疗的患者及尿酸性肾结石患者，推荐将尿 pH 值维持在 6.2 ～ 6.9，以增加尿中尿酸溶解度，然而尿 pH 值过高则会增加磷酸钙和碳酸钙等结石形成风险。

临床用药方面，碱化尿液常用药物为碳酸氢钠片（俗称"小苏打"），适用于慢性肾功能不全合并高尿酸血症和／或痛风患者。起始剂量 0.5 ～ 1.0g 口服，3 次／天，与其他药物相隔 1 ～ 2 小时服用。其临床常见的主要不良反应为胀气、胃肠道不适，长期应用须警惕钠负荷过重及高血压。

4. 痛风急性发作期治疗策略及原则

西医治疗策略方面，对于无用药禁忌的急性痛风发作患者，黄主任西医用药方案主张"秋水仙碱 +1 种非甾体抗炎药 +1 种降尿酸药 + 碳酸氢钠片"，对于有非甾体抗炎药相关禁忌证的患者，排除相关禁忌证后建议采用"秋水仙碱 +1 种降尿酸药 + 碳酸氢钠片 + 激素（常用醋酸泼尼松片，急性期建议采用中等剂量静脉滴注）"，对于全身关节炎症表现剧烈患者，可临时给予复方倍他米松肌肉注射，或排除感染情况下行局部关节腔注射，达到快速缓解全身或局部关节炎症症状。在关注临床疗效的同时，黄教授提出需要高度重视药物可能会出现的各种不良反应，强调临床用药以"中病即止"为原则，秋水仙碱与非甾体抗炎药建议一般使用 1 ～ 2 周，待关节症状稍微缓解后逐渐减少剂量，甚至停用；同时，用药期间需要定期进行肝肾功能的监测，保障用药安全性。

黄教授建议痛风急性期以"西医治疗为主，中医药为辅"的治疗原则，充分发挥中医药的优势特色与协同作用，实现中西医交融的优化治疗方案。中医辨证治疗方面，黄教授认为湿热蕴结、脾虚湿阻、湿浊瘀阻三种证型在急性痛风发作期患者中均有体现，对于痛风急性期患者在明确西医诊疗方案的基础上，建议结合中医四诊资料明确患者的中医证型，辅以中药汤剂口服治疗，三种证型的相关辨证与药物详见本章第 3 节部分。在痛风的急性期采用中药汤剂配合西药的降尿酸治疗，既能增加西医抗炎、降尿酸的作用，又可尽快控制痛风的急性发作，改善其症状，并具有减少西药用量，取得较好的临床疗效和用药安全性。

二、痛风缓解期的中西医结合治疗

痛风从发生到发展通常经历以下 4 期：①无症状性高尿酸血症；②痛风性关节炎急性发作期；③痛风间歇期或痛风石期；④尿酸性肾病期。2019 年中华医学会内分泌学分会《高尿酸血症和痛风治疗中国专家共识》中指出：鉴于大量研究证实血尿酸水平超过正常范围或者正常高限时，多种并发症的发生风险增加，建议对于高尿酸血症合并心血管危险因素和心血管疾病者，应同时进行生活指导及药物降尿酸治疗，使血尿酸长期控制在 $< 360\mu mol/L$。痛风性关节炎急性发作后的完全无症状状态称为痛风间歇期，又称痛风缓解期。目前，痛风的治疗目的是控制急性期的发作与预防并发症的出现，痛风缓解期占据痛风性关节炎患者病程的绝大多数时期，缓解期规范的自我管理与坚持治疗对于逐渐降低血尿酸水平、预防血尿酸突然大幅度波动、减少痛风急性发作次数、防止痛风石形成意义重大。

对已达缓解期的痛风患者及高尿酸血症不合并心血管危险因素和心血管疾病且血尿酸 $> 540\mu mol/L$ 者，中外痛风诊治管理指南或共识指出治疗重点在于降尿酸，然而长期药物干预面临着诱发痛风急性发作及长期用药安全性等问题。痛风缓解期及高尿酸血症患者在降尿酸治疗期间，由于血尿酸波动导致单钠尿酸盐析出、沉积在关节，引起关节炎症，从而诱发痛风性关节炎，尤其是当降尿酸药物未从小剂量开始、未缓慢增加剂量，导致血尿酸明显下降时。与此同时，相关研究数据表明，痛风首次发作与再次发作的关节炎之间的间隔在 1 年内者占 62%，1 ～ 2 年占 16%，2 ～ 5 年占 11%，5 ～ 10 年占 4%，

10年以上者占7%，也就是说，近80%的高尿酸血症患者在首次发作痛风后的2年内会再次复发，其后，总的趋势是发作的间隔期越来越短，而关节炎症状持续时间越来越长；并且由单关节或少关节非对称性受累，转为多关节对称性受累以及以下肢关节受累为主转为上下肢关节均可受累，直至过渡到无间歇期的慢性痛风石痛风。因此，黄教授认为痛风患者缓解期及高尿酸血症患者降尿酸治疗的重点与难点均体现在降尿酸治疗是否规范、合理，安全有效的干预策略对于预防/避免痛风复发、改善痛风及高尿酸血症患者预后至关重要。

目前，临床上常用降尿酸药物主要为抑制尿酸生成药和促进尿酸排泄药两大类，相关药物的用药与治疗准则在急性期痛风治疗中已详细阐述。在缓解期及高尿酸血症患者西医用药建议为"1种降尿酸药＋碳酸氢钠片"，而对于难治性痛风患者，主张采用两种不同机制的降尿酸药物联合使用。通过长期的临床观察，发现长时间使用降尿酸药物所产生的不良反应及毒副作用是导致部分高尿酸血症患者或者痛风患者拒绝接受药物治疗，甚至中断降尿酸治疗的关键因素，也是目前我国降尿酸"达标治疗"率欠理想的重要原因。因此，痛风缓解期及高尿酸血症患者降尿酸治疗安全性问题是黄教授在临床一线诊疗中关注的重点。中医药治疗风湿性疾病已有上千年的历史，多年的临床实践也已经证实，中医药治疗高尿酸血症及痛风性关节炎安全有效。现代药理学研究更是证实，当下用于降尿酸治疗的众多中草药大多具有降低血尿酸、抗炎、调节免疫等作用。黄教授通过总结多年的临证经验，从中医中药的优势与特色角度进行深入思考，提出痛风缓解期及高尿酸血症患者持续降尿酸实现尿酸达标的过程中，应以中医药治疗为主，辨证、辨病与分期辨证相结合，兼顾疗效与用药安全，实现高尿酸血症群体及痛风缓解期患者的达标治疗。

综上所述，在痛风及高尿酸血症的病因病机方面，主要归纳为以下两点：①由于先天禀赋不足或者后天失养所致脾肾亏虚，虚而致瘀所致；②由于湿热、痰浊、瘀毒等邪阻于经脉之中所导致的。这两项病机可单独或者联合出现于痛风的各个疾病分期。黄教授根据个人经验，把痛风及高尿酸血症的常见中医证型归纳为三大症候类型：湿热蕴结型、脾虚湿阻型、湿浊瘀阻型。结合多年的临证经验，黄教授认为痛风缓解期及高尿酸血症患者群以脾虚湿阻型、湿浊瘀阻型所占比例较多。脾主运化，脾功能失调，湿浊邪毒内生，瘀阻经络，则反复发作疼痛。按《黄帝内经》"留者攻之，客者除之"，当以调节脾肾、升清降浊为主，佐以化瘀泄浊利湿。故黄教授对这部分患者进行辨证治疗时，强调健运脾胃以调整机体代谢，同时兼顾治标，他认为脏腑功能正常，既有利于排出体内的湿浊、瘀毒，又利于制约湿浊痰瘀的产生，从而在源头上实现减少痛风急性发作的可能，实现尿酸的持续达标。

中医辨证论治方面，以痛风石、僵肿畸形、见溃流脂浊、舌淡胖或紫暗、苔薄白或白腻、脉弦或沉涩为主要症见的患者，多属浊毒瘀滞证，治以泻浊化瘀方加减；而以身体乏力困倦、四肢不温、腰膝酸软、足跟疼痛、舌淡苔薄白边有齿痕、脉濡细为主要症见，或不表现出明显临床症状的患者，多属于脾虚湿阻型，治以健脾利湿方加减。黄教授组方用药时重视健脾利湿，擅长应用黄芪、白术、泽泻、土茯苓、百合、川萆薢、茯苓、薏苡仁、木瓜等组方用药，认为方中土茯苓、川萆薢、薏苡仁、泽泻、茯苓等中药具有一定程度促进尿酸排泄的功效。与此同时，中医药的辨证治疗具有减少与缩短西医降尿酸药物使用量与使用周期的潜能，从而有望减轻长期降尿酸药物使用导致的不良反应。

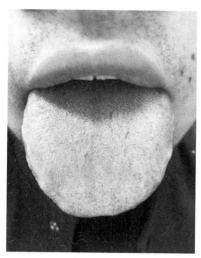

舌质暗淡，有瘀斑，苔薄腻

（彩图见附录）

总体来说，黄教授认为痛风及高尿酸血症的治疗，当以分期辨证论治为原则，急性期以"尽快控制关节炎症"为目的，以西医治疗为主，中药辨证治疗为辅。西药治疗策略方面利用NSAIDs 药物抑制前列腺素合成，控制急性关节疼痛。秋水仙碱干扰关节炎局部吞噬尿酸盐的白细胞和滑膜细胞的趋化性，以停止或减少化学因子的分泌，终止炎症发作。对于 NSAIDs 药物无效或存在使用禁忌者，或肝肾功能不全者，可考虑短暂使用糖皮质激素。中医方面，以辨证论治为主，治疗上选用内外合治。缓解期痛风应当以"持续维持血尿酸达标水平，预防痛风发作"为治疗目的，充 分发挥中医药在缓解期持续降尿酸治疗中的优势，减少西医降尿酸方案长期用药导致的不良反应。

第二节　内外治法结合论治痛风

黄教授建议在使用内服药物治疗的同时应重视中医特色外治疗法，尤其是痛风性关节炎外治方法非常多，结合本科室多年的用药经验，常用的中医特色外治法有膏药外敷、局部穴位注射、中药离子导入及独具特色的电子微创针刀镜技术等。

膏药外敷方面，可配合本院院内制剂四黄水蜜外敷（院内制剂四黄散取适量，以凉开水、蜂蜜调和成糊状），其具有清热活血、消肿止痛的作用。还可用消肿止痛膏＋新癀片（消肿止痛膏1片，新癀片10片，新癀片捣碎撒在消肿止痛膏上）外敷患处，具有活血消肿止痛的功效。四黄水蜜及消肿止痛膏外敷患处能迅速缓解痛风性关节炎局部红肿疼痛的症状，并且其外治时可促进药物直达病所，迅速消除炎症反应。

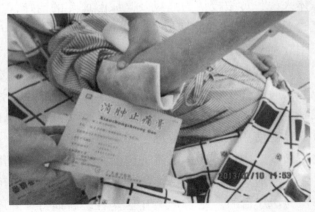

膏药外敷

对疼痛关节采取局部穴位注射，通过刺激病变局部穴位，使药液直达病所。直接渗透到病变的关节腔及周围，达到治疗目的。例如，从传统中药青风藤中提取的有效成分经精制而成的正清风痛宁注射液，具有祛风散寒、除湿清热、舒筋活血、通络止痛的作用，现代药理研究证明亦有镇痛抗炎及免疫抑制与调节的作用。其镇痛作用持久，能明显减轻患者疼痛。其调节免疫反应尚能抑制肉芽增生作用，对关节红肿热痛及功能的恢复有良好的作用，可选用病变部位较明显处附近的穴位注射药液。但须特别注意的是，正清风痛宁注射液在注射治疗中个别病人出现皮肤瘙痒、皮疹及关节内烧灼感等症状，但对肝肾系统无明显毒副作用。临床用药对既往有药物过敏史、哮喘病史及高敏体质者应慎用。另外，中药离子导入也可收到内病外治、舒筋通络、活血止痛之效。关节热痛者还可以采用局部臭氧穴位注射可迅速消炎止痛，缓解炎症反应。

　　上述方法都具有安全、简便、副作用小、起效快等特点，适合在临床使用。

　　对于关节肿胀，存在巨大痛风石者，可以采用电子微创针刀镜行关节清理术，手术方式是，术中对沉积在滑膜、软骨、半月板，甚至交叉韧带表面的白色尿酸盐沉积进行刨削和清理，并使用大量的生理盐水反复冲洗关节腔，术后主要注意伤口的清洁换药。针刀镜清理术既可以快速清理关节内沉积的尿酸盐结晶，又具有微创伤口小、愈合快的特点，在临床上应用广泛，具有较好的疗效。

　　对于关节痛风石并伴有破溃不易愈合的患者，我科采用消毒清创的常规外科治疗配合高浓度三氧包裹患肢，必要时联合生肌油纱外敷患处，具有化学止痛、杀菌消炎、促进肉芽组织生长等作用。治疗前先进行局部消毒，而后用生理盐水冲洗，使患处皮肤湿润，与"氧包"连接，进气端连接三氧气体，排气口连接负压吸引装置，治疗时间为 10 ～ 30 分钟。具体气体浓度、流速及总量根据病情调整。

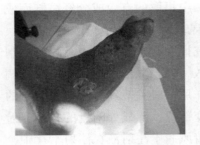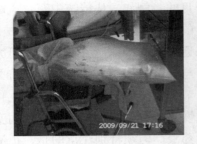

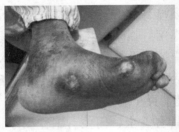

三氧包裹促进溃疡伤口愈合（彩图见附录）

第三节　分期与辨证结合论治痛风

患者体质及疾病病因病机的多样性导致中医辨证施治的复杂性，增加了中医辨证与方药统一的难度，但同时，也使中医辨证论治及治疗方法的多样性在痛风治疗中具有一定的优势。黄教授认为一般急性发作期实证多以湿热蕴结型为主，虚证多以脾肾两虚型多见；慢性期湿热蕴结、脾虚湿阻、痰浊瘀阻均较常见，部分还会出现两型并见，虚实夹杂。

痛风及高尿酸血症的中医辨证论治要抓住"湿、虚、瘀"三大主要矛盾，结合岭南医家治疗痹证的学术经验及地方用药特色，黄教授归纳总结为湿热蕴结、脾虚湿阻、湿浊瘀阻三型进行辨证论治。

一、湿热蕴结型

治法：清热除湿，活血通络。

经验方剂：痛风清热祛湿方。

方药组成：黄柏 10g，苍术 15g，怀牛膝 15g，薏苡仁 20g，土茯苓 30g，粉草薢 15g，桑枝 15g，木瓜 15g，丝瓜络 15g，丹参 15g，赤芍 15g，甘草 5g，山慈菇 15g。

方解：本方以二妙散为基础，在增强清热利湿之功的基础上辅以通络活血。二妙散出自《丹溪心法》卷四，主治湿热下注诸证，黄柏苦寒以清热燥湿，避免过燥损阴，散阴分之火，清下部之热；苍术苦温以燥湿运脾，健运而无克伐肠胃之害；三妙丸即二妙散加牛膝，牛膝能补肝肾，祛风湿，引药下行，与黄柏、苍术联用可治下焦湿热所致筋骨痹痛；四妙丸中又加薏苡仁利湿舒筋，四味合用善祛下焦之湿热。辅以土茯苓、粉草薢、山慈菇清利湿热解毒；用桑枝、丝瓜络、木瓜通络止痛，加用赤芍、丹参以祛瘀通利经络。湿除热清，经络宣通，则痹痛自除。

中成药：四妙丸、湿热痹片、痛风定胶囊等。

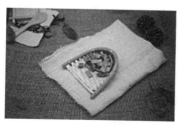

黄柏

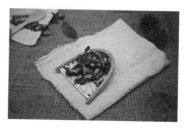

苍术

二、脾虚湿阻型

治法：健脾祛湿，通经活络。

经验方剂：痛风健脾化湿方。

方药组成：黄芪 30g，桂枝 10g，白术 15g，茯苓 15g，党参 15g，山药 15g，炒薏苡仁 15g，茵陈 30g，泽兰 15g，百合 15g，山慈菇 15g，炙甘草 10g。

方解：本证多由脾胃气虚，运化乏力所致，治以四君子汤益气健脾为主，佐以利湿通络。四君子汤方剂来源于宋代《太平惠民和剂局方》，方中党参大补元气，健脾养胃，为君药；脾喜燥恶湿，脾虚不运，则易生湿，故用甘苦温的白术，健脾燥湿以助运化，为臣药；茯苓渗湿健脾，为佐药；炙甘草补气和中，调和诸药，为使药。四药配伍，共奏益气健脾之功。辅以黄芪、山药增强益气健脾之功，山慈菇、薏苡仁、茵陈、泽兰清利湿浊，百合健脾利湿，桂枝以通络经脉。脾气健运，湿浊得化，则关节通利。

中成药：补中益气丸、香砂养胃丸等。

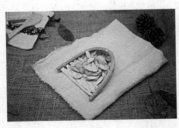

黄芪

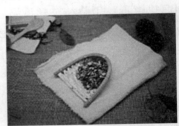

桂枝

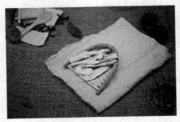

山药

三、湿浊瘀阻型

治法：活血化瘀，化痰散结。

经验方剂：痛风化瘀泻浊方。

方药组成：土茯苓 30g，萹蓄 30g，豨莶草 30g，桔梗 15g，黄芪 30g，赤芍 15g，泽泻 15g，山慈菇 20g，川牛膝 15g，鸡血藤 30g。

方解：方中土茯苓、萹蓄、山慈菇通利湿浊、清热解毒；豨莶草祛风湿、利关节；桔梗理气活血；黄芪益气健运中土；赤芍、鸡血藤活血化瘀；牛膝活血通络，强壮筋骨，引诸药达病所；生甘草调和诸药上药合用共奏活血化瘀、祛湿通络止痛之效。

中成药：三七止痛片、血塞通胶囊、扎冲十三味丸等。

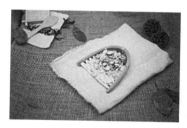

桔梗

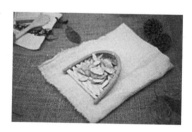

黄芪

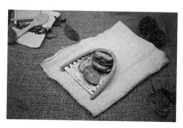

泽泻

黄教授在辨病、辨证结合的基础上，吸取陈纪藩和邓兆智两位岭南著名风湿病专家临证用药经验，在兼症加减用药方面亦形成了一套独具岭南中药特色的加减体系：风邪偏重者酌加防风、羌活、川芎；寒者偏重加麻黄、桂枝、制附子、干姜、细辛；火热偏甚者酌加忍冬藤、白花蛇舌草；伴肝肾阴虚者，加续断、桑寄生、干地黄、女贞子、墨旱莲、玉竹等；偏于瘀者加三七、姜黄、川芎、当归、丹参、泽兰、桃仁、红花；脾胃不和加茯苓、砂仁、紫苏梗、桑螵蛸；气血不调加桂枝、黄芪、益母草、鸡血藤。根据病证部位的轻重不同，病位在上肢者重用桑枝、桂枝、姜黄；病甚靠下肢者酌加牛膝、杜仲；腰背部甚者酌加杜仲、桑寄生、续断、鹿衔草等；筋脉拘挛者常加木瓜、白芍、甘草、玉竹、山药等滋养筋脉。

除了辨证中药方剂，黄教授结合岭南地方喜爱品茶这一生活饮食特色，根据痛风 3 种常见中医辨证分型，研制出与每种中医辨证相对应的袋泡茶系列：①清热祛湿茶，由荷叶 10g，木瓜 20g，蒲公英 10g，白茅根 10g，薄荷 10g 等中药混合组成，适用于湿热蕴结型痛风患者；②健脾益肾茶，由山药 15g，茯苓 15g，肉桂 5g，薏苡仁 15g，芡实 15g，黄精 20g 等组成，适用于脾虚湿阻型患者；③降浊祛瘀茶，由桃仁 10g，薏苡仁 20g，桔梗 15g，甘草 10g，生山楂 10g 等组成，适用于湿浊瘀阻型患者群。

第四节　达标治疗与科学管理结合论治痛风

近年来，达标治疗的理念已经扩展到痛风及高尿酸血症治疗领域，如何把握降尿酸的"度"，已经受到高度关注。2016 年

9 月 *Annals of the Rheumatic Diseases* 杂志在线发表了全球第一个达标治疗推荐，该推荐内容由风湿科专家、心血管专家、神经病学专家、全科医师和痛风患者组成的执行委员会投票选出了 4 条治疗目标和 3 条结局评价（表 9-1）。此外，2016 年 5 月 *Arthritis Care & Research* 杂志提出了痛风的初步缓解标准（表 9-2）。目前达标治疗（Treat-to-Target，T2T）的理念逐渐深入人心。血尿酸持续达标，是治疗痛风性关节炎及高尿酸血症的关键。达标，即达到血尿酸控制标准。根据国际上目前"达标治疗"的理念及要求，对于一般的痛风及高尿酸血症患者血尿酸应保持在 360μmol/L 以下，而对于机体有痛风石或痛风发作频繁的患者血尿酸应维持在 300μmol/L 以下。痛风间歇期规范的饮食管理和持续的降尿酸治疗是能否实现尿酸达标治疗的关键所在，尿酸"达标治疗"的实现对于降低痛风急性发作频率、溶解痛风石、减缓慢性肾功能不全进展、改善合并心力衰竭患者的预后影响重大。

到目前为止，我国关于"达标治疗"现状流行病资料尚不充分。根据我国的一项横断面调查结果，痛风及高尿酸血症患者服用降尿酸药物的依从率仅为 26.5%，并在不依从患者中有 68.3% 的患者从未进行降尿酸治疗。根据以上数据可以推断出我国当前"达标治疗"现状不容乐观。此外，患者饮食知识掌握情况问卷调查结果显示（共 12 道题），所有患者正确作答的题数仅为 4.3±1.5。患者能否能进行饮食控制涉及多种因素，但对自身管理饮食知识的正确掌握是其前提。只有对饮食知识准确把握了，才有可能收到良好的效果，否则建成的"大楼"——血尿酸水平的持续达标即将"倒塌"。健康宣教不到位是造成此种现象产生的主要因素。

表 9-1　治疗目标和结局评价

	项目	认可度（%）
治疗目标	血尿酸水平	90
	痛风石（沉积负荷）的量 / 减少 / 消失	90
	疼痛减轻	90
	预防 / 杜绝再发	
结局评价	临床：疼痛、关节计数、年发作次数	100
	实验室：血清尿酸值、CRP、ESR、血肌酐值	90
	患者报告的结局：生活质量（SF-36）、工作状态、产出、旷工、出勤缺勤比	80

表 9-2　痛风的初步缓解标准

指标	标准
血清尿酸值	过去 12 个月内至少 2 次低于 6mg/L（360μmol/L）[a]
痛风石	无
发作次数	过去 12 个月内无发作
疼痛评分	痛风所致的疼痛值在过去 12 个月内至少 2 次 < 2，且从未 > 2[b]
患者总体评分	疾病活动度评分在过去 12 个月内至少 2 次 < 2，且从未 > 2[b]

注：[a] 过去 12 个月内保持平均的测定间隔，全部测定值均应低于 6mg/dL（360μmol/L）。

[b] 过去 12 个月内保持平均的测定间隔，应用 10cm 的可视化评分指数或 10 分制的 Likert 评分。

当今"达标治疗"手段主要包括两个方面：一般治疗（或称为自然疗法、非药物治疗）与药物治疗。痛风及高尿酸血症的一般治疗以生活方式改善、饮食控制和运动等为主，虽然药物治疗对于绝大多数的患者来说是非常必要的，但临床观察也证明了，高尿酸血症单纯通过药物治疗就能维持长期的尿酸达标几乎是不可能的。换句话说，要真正长期地控制好痛风和高尿酸血症，除了合理规范的用药方案，还得重视患者的自我管理，实现生活方式的调整、饮食控制和运动。

患者自我管理是实现高尿酸血症及痛风患者达标治疗与长期维持的关键。患者管理是高尿酸血症及痛风防治的基础，是患者在医师的帮助下对疾病及自身情况充分了解后，与医师共同制定并执行治疗方案，注重并进行长程管理。每位患者都应充分了解本病的病理、有效治疗方案、相关并发症管理和急性发作的处理方法，通过降尿酸治疗，将尿酸盐结晶清除至目标水平以下。此外，生活方式调整方面，建议适当减重，避免饮酒（特别是啤酒和烈性酒）及加糖饮料，避免过量饮食及过量摄入肉类和海鲜食品，鼓励患者饮用低脂乳产品，并建议每日进行规律锻炼。应对每位患者全面筛查相关并发症及心血管风险因素，包括肾损伤、冠心病、心衰、休克、外周动脉病、肥胖、高脂血症、高血压和糖尿病。这种筛查应当成为完整管理方案的一部分。

痛风及高尿酸血症达标治疗与持续缓解不仅需要规范的药物治疗及科学的自我管理，部分患者在用药治疗一段时间后实现关节疼痛症状减轻、尿酸水平下降，错误地认为疾病好转则无须继续治疗，于是在未咨询医生的前提下擅自停药，加上未进行严格的饮食管理，最后常常导致血尿酸控制不理想，再次诱发急性痛风关节炎发作，甚至出现关节痛风石结晶、肾结石等并发症。痛风的临床症状改善及血尿酸水平暂时下降并不等同于降尿酸已经"达标"了，不痛及血尿酸水平暂时下降仅是表面现象，其关节腔内沉积的痛风盐结晶并未得到完全溶解，随意停用或擅自减量降尿酸药物，病变就会继续向前发展。痛风及高尿酸血症治疗方案需要"个体化、分层、达标、长程管理"。达标治疗为医生与患者提供了治疗的目标与方向，科学规范的自我管理与药物治疗是维持长期血尿酸达标治疗、减少痛风急性发作、改善预后的关键因素。为了战胜痛风及高尿酸血症，患者须在医师的帮助下充分了解疾病的规律及自身体质情况，与医师共同制定药物治疗方案并严格执行后期自我管理方案，展开痛风的长程管理。

第五节　治病不忘治"心"

痛风具有反复发作的特点，加上痛风治疗策略提倡改变饮食、生活方式等，临床上发现部分患者因此需要承受较大的心理压力，容易导致焦虑、抑郁情绪产生。根据临床调查数据显示，痛风病人群体的心理健康状况比一般人群差，这可能与痛风病人病程较长、疾病反复发作以及长期用药和严格的饮食控制有关。

黄教授指出在治疗过程中，不能忽视负面情绪对痛风患者的影响，中医更是自古就有"情志致病"的理论，治病不忘治"心"亦是痛风治疗的一大关键点。

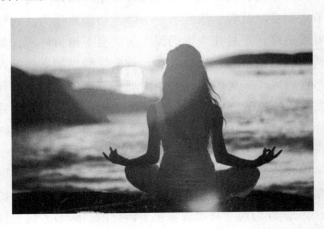

心理学评分机制显示当患者临床症状越重，患者所感到的痛苦也越大，从而导致患者产生负面的心理情绪更多。随着病程的延长，病人往往会变现一些心理问题，并且病人的心理健康状况反过来也影响疾病的进展。黄教授指出，首要的是在患者教育中给患者传递正确的治疗理念，现市面上有关于痛风的信息鱼龙混杂，患者自行通过网络或者其他社交媒体渠道所获取的知识不一定正确，这种不正确的信息更是会进一步加重心理负担。对此，在患教中除了饮食、生活方式的调整，也要树立正确的治疗理念，对于产生紧张、焦虑等情绪的患者，进行心理疏导，告诉他们，痛风并不是不可控制的疾病，经过规范治疗，可最大程度降低痛风对人体的影响。除了一定的心理疏导，既然症状和情绪有紧密关系，临床医生也需要根据患者的反馈，考虑调整治疗方案，以解决焦虑、抑郁的源头。

在中医的发病机制中，情志致病理论是一重要的内容，早在《黄帝内经》中就已出现，《素问·阴阳应象大论》中就有记载，喜伤心、怒伤肝、忧伤肺、思伤脾、恐伤肾。情志异常直接影响相应的脏器，导致脏腑功能失调，而至发病。

痛风患者因忧虑过度所产生的躯体症状，如焦虑、抑郁、胸闷、失眠等可从脾胃论治。一是因为痛风患者因嗜食肥甘厚味，长久以来，脾胃受损，水湿不化，阻滞人体气机畅行，产生各种躯体化症状；二是以思虑忧结的不良情绪多归属于脾，从此角度也应从脾论治。《证治汇补·郁证》载："治郁之法，多以调中为要……治宜开发运动，鼓舞中州，则三阴三阳之郁，不攻自解矣。临证之时，黄教授多选用平胃散、藿朴夏苓汤等，再根据兼证有无合方加减，重视培补脾土，使脾胃健运，水谷归于正化，使痰湿无源，以消郁邪。

除了中医内治法，因不建议痛风患者剧烈运动以免诱发痛风，在日常生活中，建议患者通过中医八段锦、太极拳、慢走等运动达到安神、怡情、舒缓身心的功用。以八段锦为例，"柔和缓慢、圆活连贯、松静自然、准确灵活、练养相兼、循序渐进"作为其要点，要求锻炼者练形时精神放松，练气时坦荡安稳，从而改善气血流通及脏腑机能，不仅强筋健骨，亦可宁神定志。

第六节　医联体模式下全科 - 专科的分级诊疗模式

黄教授在担任广东省社区卫生学会风湿康复分会会长一职时，致力于推动医联体模式下全科 - 专科的分级诊疗模式来对各种风湿病患者进行规范化管理。以痛风为例，其中包括组建管理团队、健康宣教、用药指导、生活方式干预及分级管理等，具体如下：

一、组建管理团队

成立由三甲综合医院专科——广东省中医院风湿病科专科医生和社区全科医生（家庭医生）组成的规范化管理团队。专科医生对全科医生进行痛风及高尿酸血症诊治标准、健康管理等培训；定期到社区卫生服务中心进行会诊、建立双向转诊绿色通道。

二、健康宣教

通过上级医院专家定期到基层社区医院开展痛风健康讲堂宣教，播放痛风科普视频、免费义诊、制作健康知识宣传海报、痛风健康管理手册等多种形式普及痛风防治相关知识。

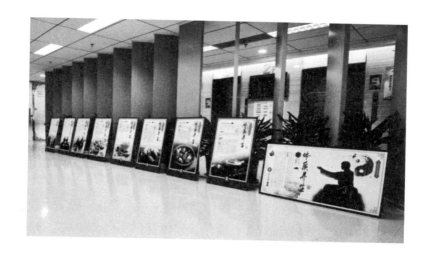

三、用药指导

社区全科或家庭医生团队定期通过电话、微信、App 等途径进行规律服药管理，督促患者按时门诊复查、积极管理危险因素、及时治疗并发症。而未能及时门诊随访者可由医生团队通过电话或上门随访。

四、生活方式干预

社区全科或家庭医生团队指导患者合理饮食，做到营养物质合理摄入；上级医院风湿专科医生评估患者的心肺、运动功能后指导其选择合适的运动项目。

五、分级管理

专科医生对纳入管理的痛风患者制定个性化治疗方案，家庭医生参照方案进行健康管理。一旦病情加重或新发严重并发症。及时通知专科医生会诊，调整治疗方案或通过绿色转诊通道转诊至上级医院诊治。住院期间，家庭医生可以主动参与专科医生查房，追踪患者的病情变化。患者病情平稳后可以下转至原社区卫生服务中心，家庭医生延伸上级医院处方对患者进行延续性治疗及管理。

第七节 "互联网+"时代背景下，构建多渠道医患交流平台

随着互联网时代的兴趣，媒体渠道越来越多样化，除了电视、广播、报纸杂志等传统媒体，微信、媒体资讯平台（如"今日头条"）、问答平台（如"知乎"）、直播短视频平台（如"快手""抖音"），成了医疗工作者做健康科普宣传的主阵地之一。由黄教授领衔的痛风研究团队，与岭南风友会合作，通过微信公众号、小程序等平台，借助丰富的表现形式（图文、音频、视频等）和在线管理工具，让痛风患者深入浅出地认识到痛风的危害，促进加强尿酸管理意识，养成良好的生活方式，早日恢复健康。

一、食物嘌呤在线查询工具

痛风患者一般都会被医生告知要忌口，少吃嘌呤含量高的食物，多吃蔬菜和水果。但不同食物的嘌呤都不一样，食用禁忌也不一样，痛风患者在日常生活中常常为"什么能吃、什么不能吃"而烦恼。为此，岭南风友会研发团队开发了食物嘌呤含量在线查询工具，把常见的食物按照主食、肉类、水产等进行了分类，并根据"放心吃""少量吃""谨慎吃"对每一种食物打上标签，方便用户检索。另外，在内页还详细标注了每种食物每100g中基本的营养元素含量、痛风患者怎么吃以及使用禁忌等，方便用户烹饪。

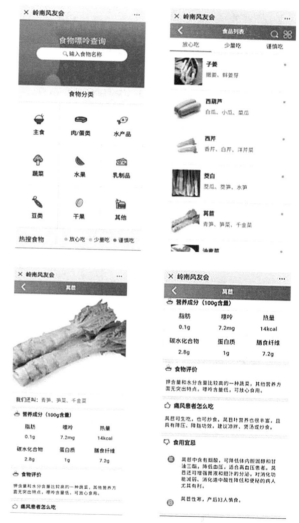

搜索微信公众号"岭南风友会",打开"食物嘌呤"查询,就可以了解常见食物的嘌呤含量

二、痛风调养食谱

痛风急性发作时吃什么、痛风缓解期怎样通过药膳来调理身体，相信是很多痛风患者关注的问题，所以岭南风友会特邀专业营养师与中医师合作，制作了 200 多道家常菜食谱，让痛风患者吃得放心，吃出健康！

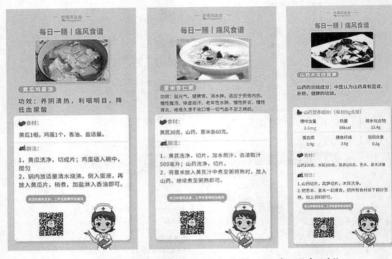

微信关注公众号"岭南风友会"，回复"食谱"，
就可以免费获得痛风调养食谱

三、痛风患者在线管理平台

岭南风友会根据黄教授与其团队制定的痛风规范治疗与管理的系统化方案，开发了在线痛风患者管理平台。用户可以在线记录尿酸值、检验检查报告、与签约的健康管家进行互动交流；而健康管家也可以通过平台对用户的健康档案进行系统化管理，长期对患者进行随访，给予患者用药、饮食、运动等调

养方案。同时，平台还开发了中医体质自测、用药计划助手、复诊助手等实用工具，促进痛风患者按时服药、定时复诊。

四、专家在线直播课堂

黄主任及团队联合岭南风友会还开设了线上线下互动直播课堂，打破地域、时间、场地的限制，对痛风患者进行在线科普宣教，实时答疑解惑，让更多人受益。

通过互联网平台以及在线管理工具，不仅将医生的专业知识让更多的患者听到看到，促进医患之间的交流互动，加强痛风患者规范治疗的依从性。同时，也便于医生对痛风患者长期随访管理，收集临床研究数据，优化痛风患者自我管理方案，节约社会、医院及家庭慢病管理资源与成本。

参考文献

［1］高尿酸血症相关疾病诊疗多学科共识专家组.中国高尿酸血症相关疾病诊疗多学科专家共识［J］.中华内科杂志，2017，56(3)：235-248.

［2］中华医学会风湿病学分会.2016中国痛风诊疗指南［J］.中华内科杂志，2016，55(11)：892-899.

［3］施桂英.走出痛风性关节炎诊断和治疗的误区［J］.中华全科医师杂志，2006，5(9)：519-522.

［4］Kiltz U, Smolen J, Bardin T, et al. Treat-to-target (T2T) recommendations for gout［J］. Annals of the Rheumatic Diseases, 2016, 76(4): 632-638.

［5］Hui M, Carr A, Cameron S, et al. The British Society for Rheumatology guideline for the management of gout［J］. Rheumatology, 2017, 56(7): 1056-1059.

［6］Yu KH, Chen DY, Chen JH, et al. Management of gout and hyperuricemia: multidisciplinary consensus in Taiwan［J］. International Journal of Rheumatic Diseases, 2018, 21(4): 772-787.

［7］潘雪芬，艾建国．苯溴马隆致药物性肝损伤文献分析［J］．中国药业，2018，27(23)：77-79.

［8］Lim DH , Oh JS , Ahn SM , et al. Febuxostat in Hyperuricemic Patients With Advanced CKD［J］. American Journal of Kidney Diseases the Official Journal of the National Kidney Foundation, 2016, 68(5): 819-821.

［9］Graf SW, Whittle SL, Buchbinder R, et al. Australian and New Zealand recommendations for the diagnosis and management of gout: integrating systematic literature review and expert opinion in the 3e Initiative［J］. International Journal of Rheumatic Diseases, 2015, 18(3): 341-351.

［10］Lautour HD, Taylor WJ, Adebajo A, et al. Development of Preliminary Remission Criteria for Gout Using Delphi and 1000Minds Consensus Exercises［J］. Arthritis Care & Research, 2016, 68(5): 667-672.

［11］罗海钊，舒毅，梁慰强，等．痛风患者采用药物治疗高尿酸血症的依从性及其影响因素调查［J］．吉林医学，2019，40(06)：1379-1380.

［12］孙丽荣．遵从指南规范痛风诊治［J］．国际内分泌代谢杂志，2016，36(2)：73-77.

［13］刘兰．护理干预对痛风性关节炎患者生活质量的影响［J］．饮食保健，2015，2(14)：99-100.

［14］张凡，温肇霞，胡新林，等．痛风病人心理健康状况及影响因素分析［J］．护理研究，2016，30(28)：3507-3510.

［15］屈群芳，吴传芳，谭玉婷，等．八段锦改善抑郁情绪研究的文献分析［J］．中医药导报，2019，25(3)：61-63.

李燕林教授论治尿酸性肾病经验

慢性尿酸盐肾病是由于体内嘌呤代谢紊乱、血尿酸过高、尿酸盐在血中呈现过饱和状态后沉积于肾组织（尤其是肾髓质、间质或远端集合管）而导致的肾脏病变。据统计，40% 以上痛风患者可以发展为慢性肾脏病，半数患者有肾小球滤过率的下降，尸检发现 79% ～ 99% 的痛风患者都有慢性尿酸盐肾病。早期多见蛋白尿，随肾功能受损程度加重出现水肿、少尿，甚至无尿及相关并发症，急性发作期以关节疼痛为主，亦可见肾绞痛、尿中结石，晚期可发展为终末期肾病。据文献报道，在痛风患者中有显著肾功能损害的患者占 41%，其中死于肾衰竭的占 25%。通常尿酸性肾病分为慢性尿酸盐肾病、尿酸性尿路结石、急性尿酸性肾病。

第一节　慢性尿酸盐肾病的西医治疗进展

慢性尿酸盐肾病是由于长期的高尿酸血症未得到有效治疗所致，因此控制血尿酸贯穿着整个治疗过程。西医降低血尿酸的药物大致分为三类：一类是抑制尿酸合成的药物，以别嘌醇、非布司他为代表，通过抑制黄嘌呤氧化酶使得血尿酸生成减少；另一类则是促进尿酸排泄的药物，以苯溴马隆、磺吡酮、丙磺舒为代表，通过抑制肾小管对尿酸的重吸收、增加尿酸的排泄，从而降低血尿酸；第三类则是促进尿酸分解的药物，以尿酸氧化酶药物为代表。

一、抑制尿酸合成的药物

1. 别嘌醇

别嘌醇及其代谢产物氧嘌呤醇通过抑制黄嘌呤氧化酶的活性（后者能使次黄嘌呤转为黄嘌呤，再使黄嘌呤转变成尿酸），使尿酸生成减少。由于具有降尿酸作用强、耐受性好，性价比较高，目前仍为治疗高尿酸血症的一线药物。

别嘌醇的代谢产物奥西嘌呤是其降尿酸的主要成分，有效时间长，主要经肾脏排出，所以在慢性肾脏病患者中，随着肾功能的下降，别嘌醇排出减少，易在体内蓄积，应适当减少剂量，避免引起严重副作用。应用时应密切监测别嘌醇常见的超敏反应，主要发生在最初使用的几个月内，最常见的是发生剥脱性皮炎。此不良反应与白细胞抗原 HLA-B*5801 存在密切的相关性，建议有条件的情况下进行基因检测，结果阳性的患者禁止使用。

2. 非布司他 (febuxostat)

非布司他是第一个非黄嘌醇类的新一代黄嘌呤氧化酶抑制剂，其通过抑制黄嘌呤氧化酶的活性，阻止和降低次黄嘌呤、黄嘌呤合成尿酸从而达到降低血尿酸的作用。非布司他对氧化型和还原型的氧化还原酶均有显著的抑制作用，因而其降低尿酸的作用更强大、持久。

非布司他为选择性黄嘌呤氧化酶抑制剂，与别嘌醇不同，其主要在肝脏代谢，少部分由肾脏排出，适用于应用别嘌醇过敏或者不能耐受或者治疗无效者，以及不宜应用排尿酸的药物的患者，如 CKD3 期及以上、既往有尿路结石及尿酸生成过多的患者。其副作用主要有皮疹、腹泻、肝酶升高，偶见关节疼痛。

二、促进尿酸排泄的药物

此类药物可抑制近端肾小管对尿酸盐离子的重吸收而增加尿酸的排泄，从而降低血中尿酸盐的浓度，可缓解或防止尿酸盐结晶的生成，减少关节的损伤，亦可促进已形成的尿酸盐结晶的溶解。由于 90% 以上的高尿酸血症为肾脏尿酸排泄减少所致，促尿酸排泄药适用人群更为广泛，代表药物为苯溴马隆、丙磺舒。

在使用此类药物之前要测定尿尿酸的排出量，如果患者的 24h 尿尿酸的排出量＞ 3.54mmol 或有泌尿系结石则禁用此类药物，在溃疡病或肾功能不全者慎用。因此类药物有可能增加患尿路结石的风险，使用这类药物时要注意多饮水和使用碱化尿液的药物。另外，苯溴马隆具有肝脏毒性，应注意监测患者的肝功能。

三、尿酸氧化酶类药物

尿酸氧化酶能氧化降解尿酸为尿囊素，人类进化过程中因尿酸氧化酶丢失导致尿酸高于其他动物，若给予人工尿酸氧化酶，则可能降低血尿酸水平，达到治疗高尿酸血症的目的。

1. 重组黄曲霉菌尿酸氧化酶 (rasburicase)

重组黄曲霉菌尿酸氧化酶，又名拉布立酶，本品为重组尿酸氧化酶，可用于治疗和预防具有高危肿瘤溶解综合征的血液恶性肿瘤病人的急性高尿酸血症，尤其适用于化疗引起的高尿酸血症病人。使用该药患者血尿酸水平下降较快，在整个诱导化疗期间，始终维持在较低水平。

2. 聚乙二醇化重组尿酸氧化酶 (peg-uricase)

本品静脉注射使用，可快速、强力降低血尿酸，主要用于重度高尿酸血症、难治性痛风，特别是肿瘤溶解综合征患者；其中，培戈洛酶 (pegloticase) 为一代表药物，是一种聚乙二醇化尿酸特异酶。尿酸氧化酶通过单甲醚共价键与聚乙二醇结合，主要经肾脏排泄。本品之所以将尿酸氧化酶与聚乙二醇结合是为了延长酶催化作用的时间，同时避免长期应用所致的不良反应。已在美国和欧洲上市，用于降尿酸及减少尿酸盐结晶的沉积，在欧洲已获批治疗残疾的痛风石性痛风患者。

第二节　尿酸性肾病的中医辨证论治

尿酸性肾病总的病机特点为脾肾不足，气、血、水运行障碍，痰浊内生，日久致瘀而发为本病，本虚标实、虚实夹杂是本病的病理特点且贯穿整个病程，又因其各个阶段发病特点不同。

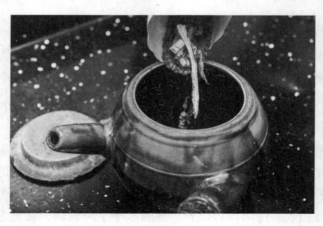

一、尿酸性结石的辨证论治

尿酸性结石当属于中医的"石淋"范畴，石淋是以小便排出砂石为主症，或排尿时突然中断，尿道窘迫疼痛，腰腹绞痛难忍为主要表现的淋证。

1. 下焦湿热

主证：腰部胀痛，牵引少腹，涉及外阴，尿中时夹砂石，小便短数，灼热刺痛，色黄赤或血尿，或有寒热、口苦、呕恶、汗出，舌红，苔黄腻，脉弦数。

治法：清热利湿，通淋排石。

方药：八正散加减。滑石 30g，车前草 20g，茯苓 15g，瞿麦 10g，通草 10g，萹蓄 10g，大黄（后下）10g，栀子 10g，炙甘草 5g。

加减：若腰腹酸痛甚者加白芍 15g；若血尿明显者加白茅根 20g，小蓟 15g，藕节 20g 等清热凉血；尿道灼热涩痛者，加蒲公英 20g，荠菜 20g，虎杖 30g，珍珠草 20g，以清热利湿通淋。

2. 湿热夹瘀

主证：腰酸胀痛或刺痛，小腹胀满隐痛，痛处固定，小便淋沥不畅，尿色深红时夹砂或夹有瘀块，舌质紫暗或有瘀点，苔黄，脉弦涩。

治法：清热利湿，活血通淋。

方药：石韦散合失笑散加减。金钱草 30g，石韦 15g，海金沙 15g，琥珀末 3g（冲服），红花 6g，赤芍 15g，王不留行 15g，牛膝 15g，车前草 15g，五灵脂 12g，冬葵子 15g，滑石 20g（先煎），蒲黄 15g（包煎）。

加减：若兼见头晕气短、四肢乏力、脉细弱等脾虚气弱者，可加党参 15g，黄芪 30g，以补脾利于排石；若低热、心烦、舌红、脉细数者，加生地黄 15g，女贞子 15g，知母 15g，黄柏 12g 等，以滋阴降火；若腰腹胀痛明显者加青皮 12g，陈皮 9g，厚朴 12g，乌药 15g，以行气除胀止痛；若结石痼结，久不移动而体质较强者，可加穿山甲（代）15g，皂角刺 15g，浮海石 15g，桃仁 12g，以通关散结排石。

3. 气虚湿热

主证：腰脊酸痛，神疲乏力。小便艰涩，时有中断，或夹砂石，脘腹胀闷，纳呆或便溏，舌淡红，苔白腻，脉细弱。

治法：健脾补肾，利湿通淋。

方药：四君子汤合石韦散加减。黄芪 30g，白术 15g，茯苓 15g，杜仲 15g，车前草 15g，怀牛膝 15g，海金沙 15g，冬葵子 15g，石韦 15g，党参 15g，鸡内金 15g，甘草 5g。

加减：若兼见畏寒肢冷、夜尿频数等肾阳虚表现者，可加肉桂（焗）1.5g，淫羊藿 15g，以温阳益气；腰腹胀痛明显者加厚朴 15g，木香 12g（后下），以行气止痛；若血瘀之象明显加桃仁、赤芍、蒲黄以活血化瘀。

4. 阴虚湿热

主证：腰酸耳鸣，头晕目眩，面色潮红，小便艰涩，尿中时夹砂石，五心烦热，口干，舌红少苔，脉细数。

治法：滋阴降火，通淋排石。

方药：六味地黄汤合石韦散加减。生地黄 15g，女贞子 15g，山药 15g，泽泻 15g，茯苓 15g，牛膝 12g，海金沙 15g，琥珀末 3g（冲服），石韦 15g，冬葵子 15g，黄柏 10g。

加减：血尿明显者，加白茅根 20g，小蓟 15g，藕节 20g，墨旱莲 18g 等凉血止血；若兼见神倦乏力，便溏纳呆等气虚表现者，加黄芪30g，党参15g，以益气通淋；若血瘀之象明显，加桃仁12g，赤芍15g，蒲黄3g（包煎），以活血化瘀。

5. 肾阳衰惫

主证：疾病进展到后期，小便不通或点滴不爽，面色㿠白，神气怯弱，畏寒肢凉，腰膝酸软无力，舌淡胖，苔薄白，脉沉细。

治法：温补肾阳，化气行水。

方药：济生肾气丸。熟地黄160g，山茱萸（制）80g，牡丹皮60g，山药80g，茯苓120g，泽泻60g，肉桂20g，附子（制）20g，牛膝40g，车前子40g。上十味，粉碎成细粉，过筛，混匀。每100g粉末用炼蜜35～50g，加适量的水泛丸，干燥，制成水蜜丸；或加炼蜜90～110g制成小蜜丸或大蜜丸，即得。

二、慢性尿酸盐肾病的辨证论治

当高尿酸血症、痛风病程迁延不愈，可发展为肾功能不全，一般有以下证型：

1. 脾阳虚损证

主证：泛恶呕吐，小便短少，面部或下肢浮肿，胃纳不佳，神疲乏力，面色无华，唇甲苍白，大便溏薄，舌淡胖，苔薄白，脉沉细。

病机：脾阳亏虚，中阳不振，健运失司，气不化水，水湿泛滥。

治法：健脾益气，温阳利水。

方药：防己黄芪汤加减。防己10g，黄芪15g，炙甘草5g，白术10g，茯苓30g。

加减：湿遏中阳者，加桂枝以温阳散寒；水肿甚者，加补骨脂、干姜温阳化气利水；胃纳不佳者，加鸡内金、炒麦芽健脾消食；呕吐严重，加法半夏降逆止呕。中成药可使用玉屏风散等。

2. 肾阳亏虚证

主证：小便不通，短少色清，浮肿以腰以下为甚，呕吐，面色苍白而晦滞，腰膝酸软，畏寒怕冷，四肢不温，甚至出现面色苍白，口有尿味，尿少或尿闭，手足逆冷，汗出心悸，泛恶呕吐，舌质淡白而胖，苔薄白，脉沉细。

病机：肾阳亏损，肾关因阳微而不能开，命门火衰，阳不化气。

治疗：温肾益肾，温阳利水。

方药：真武汤加减。制附子10g（先煎），茯苓15g，芍药10g，白术10g，生姜10g。

加减：若水肿不甚，小便清长者，可用金匮肾气丸加减以温肾化气；心悸、唇绀、脉结或代者，加桂枝、炙甘草、丹参振奋心阳以复脉；腰膝酸软严重者，加杜仲、续断以补肾阳，强腰膝。中成药可使用金匮肾气丸、益肾壮腰片等。

3. 肝肾阴虚证

主证：小便短少，面部烘热，头晕耳鸣，腰膝酸软，口干，泛恶呕吐或干呕，舌红，苔少，脉弦细数。

病机：脾肾阳虚，阳损及阴，阴精亏耗，虚火内扰，湿热下注。

治法：滋补肝肾，养阴益精。

方药：六味地黄丸加减。熟地黄15g，山茱萸15g，山药15g，牡丹皮10g，泽泻10g，茯苓10g。

加减：湿热下注者，加石韦、萹蓄以清热利湿；阴虚火旺重者，加知母、黄柏以滋阴降火；兼有瘀血，加丹参、赤芍以活血化瘀；出现遗精、盗汗者，加煅龙骨、煅牡蛎以收涩固精。中成药可使用六味地黄丸、百令胶囊等。

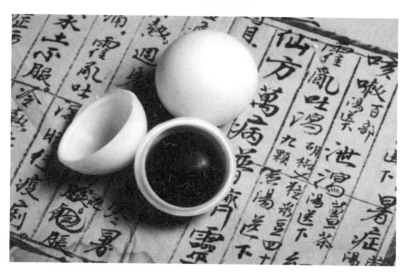

4. 湿热蕴结证

主证：呕吐频作，尿少便秘，脘腹痞满，胃纳不佳，口干不欲饮，舌红，苔黄腻，脉滑数。

病机：湿浊内蕴，壅而化热，气机不畅，脾肾升降失常。

治法：清热化湿，降逆止呕。

方药：黄连温胆汤加减。黄连 5g，竹茹 15g，枳实 10g，半夏 10g，陈皮 10g，甘草 5g，生姜 5g，茯苓 15g。

加减：胸闷腹满较重者，加葶苈子、厚朴以行气除满；尿频而痛者，加车前子、石韦、蒲公英以利尿通淋；咽痛者，加玄参、板蓝根以解毒利咽。中成药可使用四妙丸等。

第三节　单味中药及药理研究

一、威灵仙

威灵仙有祛风湿、通络止痛之功，实验研究表明威灵仙可能通过降低血清尿酸、减少肾小管间质尿酸盐结晶沉积和炎性细胞浸润途径，明显改善尿酸性肾病大鼠的肾脏功能。

二、萆薢

萆薢具有利湿祛浊、祛风除痹之效，其发挥药理活性的物质主要体现在总皂苷、水提物、醇提物以及以萆薢为君药的复方上，在降尿酸、肾脏保护、抗炎镇痛、免疫调节及抗骨质疏松等方面疗效显著。

三、大黄

大黄主要功效为泻下攻积，清热泻火，凉血解毒，逐瘀通经，利湿退黄。有研究表明，大黄能降低尿酸性肾病大鼠血清中血尿素氮、血肌酐、血尿酸含量，减少尿酸盐在肾小管中沉积及炎性细胞浸润，调控结缔组织生长因子（CTGF）和肝细胞生长因子（HGF）在肾组织中的表达，从而阻止肾纤维化的发展保护肾功能。

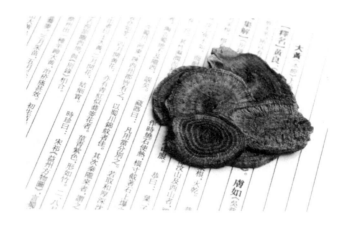

四、鸡矢藤

鸡矢藤环烯醚萜苷是从茜草科植物鸡矢藤中提取，主要活性成分为鸡矢藤苷、鸡矢藤次苷、车叶草苷，其具有显著降尿酸、抗炎、镇痛作用。

五、土茯苓

土茯苓所含落新妇苷能降低尿酸水平，改善高尿酸血症引起的肾脏损伤，可通过抑制 PGE2、TGF 和 CTGF 的生成，从而保护肾脏功能。土茯苓中黄酮类成分具有抗炎、抗氧化活性，可能是土茯苓治疗高尿酸血症肾病的另一原因。

尿酸性肾病进展至终末期肾病需要肾替代治疗者，可按照透析（血液透析、腹膜透析）或肾移植方案。

参考文献

[1] Moran M E. Uric acid stone disease [J] . Frontiers in Bioence, 2003, 8(6): s1339–55.

［2］贺立山，翁孝刚．内科学［M］.6 版．北京：人民卫生出版社，2005.

［3］蒋李杰．尿酸肾病［J］．国外医学・内科学分册，1981，8(7)：293.

［4］李中南，吴吉萍，田昌韬．痛风及高尿酸血症的循证治疗［J］．中国临床保健杂志，2010，13(5)：547-548.

［5］姚远兵，王玲，夏悦，等．新型抗痛风药物非布索坦概述［J］．中国药师，2012，15(6)：886-889.

［6］沈庆法．中医肾脏病学［M］．上海：上海中医药大学出版社，2007.

［7］李迎巧，高建东．尿酸性肾病中医药防治研究进展［J］．中国中西医结合肾病杂志，2014，15（3）：370-372.

［8］林凤平，任开明，宋恩峰，等．威灵仙对尿酸性肾病大鼠的实验研究［J］．中成药，2006(6)：842-845.

［9］陈冲，曾臣红，张斯琪，等．萆薢的研究进展［J］．中国中药杂志，2017，42(18)：3488-3496.

［10］李俊，胡家才．大黄对尿酸性肾病大鼠肾脏 CTGF 和 HGF 的影响［J］．中国中西医结合肾病杂志，2010，11(9)：761-764，847.

［11］金辉，庞明群，苏宇，等．鸡矢藤环烯醚萜苷对尿酸性肾病大鼠的防治作用［J］．安徽医科大学学报，2011，46(10)：1026-1028.

［12］Zou W，Zhou H，Hu J，et al. Rhizoma Smilacis Glabrae inhibits pathogen-induced upper genital tract inflammation in rats through suppression of NF-κB pathway［J］. Journal of Ethnopharmacology, 2017, 202: 103-113.

［13］张清峰，付莹娟，黄占旺，等．土茯苓黄酮对高脂小鼠脂肪代谢及抗氧化水平的影响［J］．现代食品科技，2016，32(11)：815.

［14］刘超．《高尿酸血症专家共识》讨论稿［C］// 中华医学会．中华医学会第十二次全国内分泌学学术会议论文汇编，北京：中华医学会，2013.

［15］汪年松，桂定坤．尿酸性肾病的中西医结合治疗进展［J］．中华肾病研究电子杂志，2015，4(2)：10-14.

［16］尉万春，李伟.痛风性肾病的中西医诊治思路［J］.中国中医基础医学杂志，2014，20(3)：63-64+130.

［17］张敬超，林燕.痛风性肾病中医药治疗研究进展［J］.中医临床研究，2019，11(9)：64-67.

［18］张金焕，张剑勇.中医药治疗尿酸性肾病研究进展［J］.中国民族民间医药杂志，2018，27(15)：33-36.

附 录
痛风表现及相关检查彩图

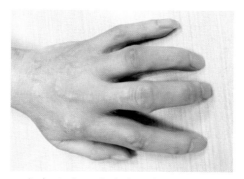

患者的手指关节多处布满痛风石

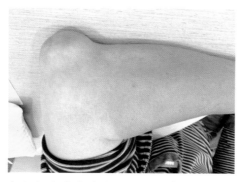

患者手肘因为尿酸盐结晶沉积而鼓起一个明显的肿块

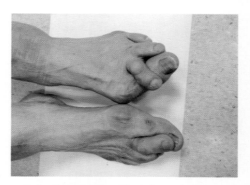

患者因为痛风石导致脚趾关节变形

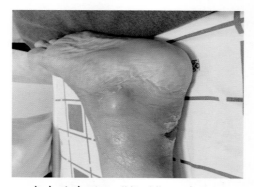

患者的脚踝处"长满"了痛风石

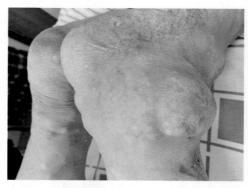

患者的脚踝处因为痛风石鼓起一个大包

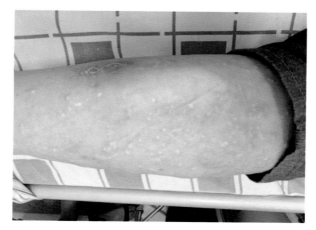

一个 BMI 超标患者的皮肤布满了大大小小的痛风石

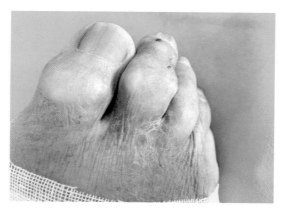

患者右脚多个脚趾长了痛风石

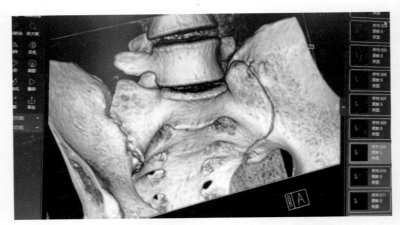

双源 CT 下患者的关节部位沉积尿酸盐结晶
（绿色代表尿酸盐结晶）

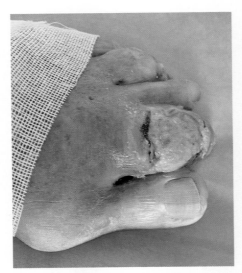

患者脚趾关节因尿酸盐结晶导致趾甲脱落

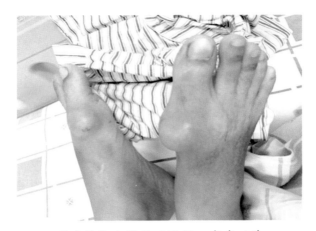

因为长期血尿酸不达标，患者双脚
因为痛风石已经变形

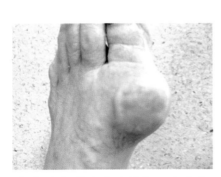

患者足部因痛风石鼓起一个大包

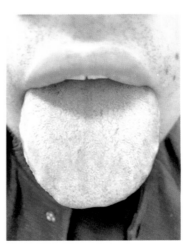

舌质暗淡，有瘀斑，苔薄腻

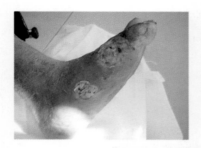
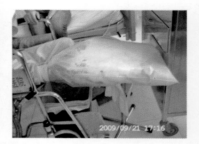
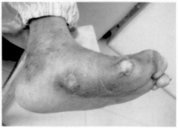

三氧包裹促进溃疡伤口愈合

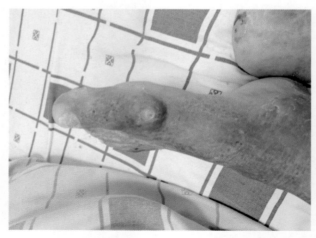

痛风好发于第一跖趾关节，同样痛风石
也经常好发于患者的手指、脚趾关节

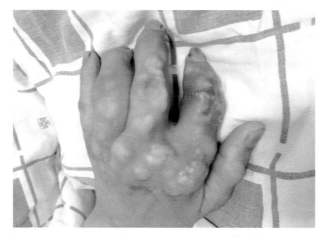

痛风石平时不痛不痒，许多老百姓就常常忽略它们，
直到身体关节变形，影响日常生活

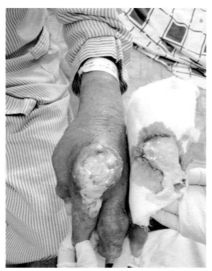

痛风石溃破照片：尿酸盐结晶像"豆腐渣"
一样填满了患者的手关节

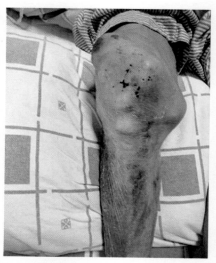

患者的膝关节充满了多个大大小小的痛风石，
严重影响到日常行走

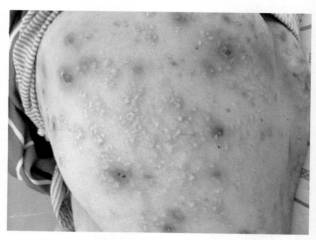

有位三十多岁的年轻患者由于疏于管理，
除了身体的大关节外，皮肤上也"长满"了痛风石